Abha Singh
Om Prakash Verma

Expressão dos genes na epilepsia

Abha Singh
Om Prakash Verma

Expressão dos genes na epilepsia

ScienciaScripts

Imprint

Any brand names and product names mentioned in this book are subject to trademark, brand or patent protection and are trademarks or registered trademarks of their respective holders. The use of brand names, product names, common names, trade names, product descriptions etc. even without a particular marking in this work is in no way to be construed to mean that such names may be regarded as unrestricted in respect of trademark and brand protection legislation and could thus be used by anyone.

Cover image: www.ingimage.com

This book is a translation from the original published under ISBN 978-620-2-00982-9.

Publisher:
Sciencia Scripts
is a trademark of
Dodo Books Indian Ocean Ltd. and OmniScriptum S.R.L publishing group

120 High Road, East Finchley, London, N2 9ED, United Kingdom
Str. Armeneasca 28/1, office 1, Chisinau MD-2012, Republic of Moldova, Europe
Printed at: see last page
ISBN: 978-620-7-89198-6

ÍNDICE DE CONTEÚDOS

RECONHECIMENTO

Estou grato ao Senhor Todo-Poderoso por me ter dado força e mostrado a sua graça para concluir o meu trabalho com êxito.

Com um enorme sentimento de orgulho e uma obrigação genuína, gostaria de expressar o meu profundo sentimento de gratidão e respeito sincero ao meu orientador, **Sr. Ankur Mohan**, Chefe da Divisão de Bioinformática, BIOEGICORE, Lucknow, pela orientação e encorajamento constante ao longo da minha dissertação.

Além disso, gostaria de agradecer à **Sra. Pallavi Gangwar**, Directora-Geral, BIOEGICORE, Lucknow, por me ter dado a oportunidade de realizar a dissertação no seu estimado Instituto.

Gostaria de expressar os meus sinceros agradecimentos ao meu orientador, **Dr. Poonam Singh**, Professor Assistente, Departamento de Engenharia Molecular e Celular, Jacob Institute of Biotechnology and Bioengineering, Sam Higginbottom University of Agriculture, Technology and Sciences, Allahabad, U.P., pela sua generosa ajuda e apoio neste projeto de trabalho.

Agradeço ao meu Co-Assessor, **Dr. Satendra Singh**, Professor Assistente, Departamento de Biologia Computacional e Bioinformática, Instituto Jacob de Biotecnologia e Bioengenharia, Universidade Sam Higginbottom de Agricultura, Tecnologia e Ciências, Allahabad, U.P., por me ter prestado assistência e coordenação contínuas.

(Dr.) George Thomas, Diretor do Departamento de Engenharia Molecular e Celular, Instituto Jacob de Biotecnologia e Bioengenharia, Universidade Sam Higginbottom de Agricultura, Tecnologia e Ciências de Allahabad, por transmitir os seus conhecimentos e conselhos científicos.

(Dr.) P.W. Ramteke, Diretor de Estudos e Chefe do Departamento de Ciências Biológicas, pelos seus conselhos académicos críticos e pelo seu incessante encorajamento ao longo do meu trabalho de dissertação na Sam Higginbottom University of Agriculture, Technology & Sciences, Allahabad.

Gostaria de agradecer ao **Dr. Rohit Lall**, Professor Assistente, Departamento de Engenharia Molecular e Celular, Jacob Institute of Biotechnology and Bioengineering, Sam Higginbottom University of Agriculture, Technology and Sciences, Allahabad, U.P., membro do meu comité SAC, pela sua orientação e encorajamento durante todo o meu trabalho.

Estou extremamente grata ao meu marido, **Dr. O.P. Verma**, Professor Assistente, Departamento de Engenharia Molecular e Celular, Jacob Institute of Biotechnology and Bioengineering, Sam Higginbottom University of Agriculture, Technology and Sciences, Allahabad, U.P., pelo seu encorajamento e apoio mental durante a minha tese.

Por último, mas não menos importante, gostaria de agradecer aos meus pais, irmãos e amigos por me terem ajudado e encorajado a enfrentar os desafios da vida e por terem demonstrado fé em mim.

Abha Singh

M.Tech Biotecnologia (Geneómica e Proteómica)

LISTA DE
ABREVIATURAS

BLAST   : Basic Local Alignment Search Tool

CID   : Compound Identifier

DOPE   : Discrete Optimization of Protein Energy

EFHC1   : EF-hand domain (C-terminal) Containing Protein 1

GDS   : Global Distribution System

GEO   : Gene Expression Omnibus

GPL   : General Public License

HCL   : Hierarchical Clustering

KEGG   : Kyoto Encyclopedia of Genes and Genomes

KMC   : K Mean Clustering

NCBI   : National Centre for Biotechnology Information

NIH   : National Institute of Health

NMR   : Nuclear Magnetic Resonance

PDB   : Protein Data Bank

PHYRE   : Protein Homology/Analogy Recognition Engine

PMC   : PubMed Central

PSSM   : Position Specific Scoring Matrix

RefSeqs   : Reference Sequences

SAVES   : Structural Analysis and Verification Server

SPDB   : Swiss Prot Data Bank

RESUMO

A epilepsia é uma perturbação do sistema elétrico do cérebro. Os impulsos eléctricos anormais causam breves alterações no movimento, comportamento, sensação ou consciência. Estas interrupções, conhecidas como convulsões, podem durar de alguns segundos a alguns minutos. No presente trabalho foi escolhida a doença epilepsia. Com base na análise da literatura, descobrimos que o gene EFHC1 é responsável pela causa da doença. Os dados do microarray do gene EFHC1 foram descarregados do Geo Profile (NCBI). O total de 54624 genes estava presente no ficheiro de dados. Após a normalização, restaram 22460 genes que foram utilizados para o agrupamento. O software Genesis foi utilizado para o agrupamento. Foram gerados 30 clusters através do método HCL, com base no qual criámos 30 clusters com a iteração 2000 através do método KMC. Um total de 511 genes eram comuns entre 39 genes nocivos que foram estudados através da literatura e da base de dados Genecard. Foram seleccionados 4 modelos de identidade utilizando 3DPSSM e PHYRE2 com uma identidade máxima de 39%. Foram gerados 10 modelos utilizando o software Modeller e todos os modelos foram validados através do servidor SAVES utilizando o Procheck. Verificou-se que o modelo no. 1 com energia de ligação - 6786,29590 mostra que 92% dos aminoácidos estavam presentes na região do núcleo. O servidor Modloop foi utilizado para a modelação do loop, através do qual se obteve um modelo estável. Após a obtenção do modelo estável, o sítio ativo foi previsto. No total, foram descarregados 18 compostos do Pubchem. Com base na docagem, verificámos que a carbamazepina apresenta a melhor energia de ligação (8,6 kcal/mol) em comparação com outros ligandos. Para além disso, tomámos 10 derivados da carbamazepina que são semelhantes ao nosso melhor ligando. Através de estudos de acoplamento, verificámos que o ácido ritalínico apresenta a melhor energia de ligação (-8,3 kcal/mol) em comparação com outros ligandos.

Palavras chave: Epilepsia, Convulsão, Genecard, EFHC1, Energia de ligação

1. INTRODUÇÃO

A epilepsia, que significa "ter um ataque, possuir ou afligir" (**Magiorkinis *et al.*, 2010**), é um grupo de doenças neurológicas de longa duração caracterizadas por ataques epilépticos (**Chang e Lowenstein, 2003**). Estas convulsões são episódios que podem variar de breves e quase indetectáveis a longos períodos de tremores vigorosos. Na epilepsia, as crises tendem a repetir-se e não têm uma causa subjacente imediata (**Chang e Lowenstein, 2003**), enquanto as crises que ocorrem devido a uma causa específica não são consideradas epilepsia (**Fisher *et al.*, 2005**).

Na Índia, cerca de 10 milhões de pessoas sofrem de epilepsia, com uma prevalência de cerca de 1,9% nas zonas rurais e de 0,6% nas zonas urbanas. A prevalência da epilepsia é elevada entre as crianças e os jovens adultos. A maior prevalência de epilepsia nas zonas rurais é um testemunho do impacto do estigma que rodeia esta doença nos níveis de tratamento que os indianos recebem. Cerca de 95% das pessoas que sofrem de epilepsia na Índia nunca são tratadas e quase metade dos doentes não tem acesso a medicamentos anti-epilépticos.

Na maioria dos casos, a causa é desconhecida, embora algumas pessoas desenvolvam epilepsia em resultado de lesões cerebrais, acidentes vasculares cerebrais, cancro do cérebro e abuso de drogas e álcool, entre outros. As crises epilépticas são o resultado de uma atividade excessiva e anormal das células nervosas corticais no cérebro (**Fisher *et al.*, 2005**). O diagnóstico geralmente envolve a exclusão de outras condições que podem causar sintomas semelhantes (como síncope), bem como descobrir se existem causas imediatas. A epilepsia pode frequentemente ser confirmada com um eletroencefalograma.

A epilepsia não pode ser curada, mas as crises são controláveis com medicação em cerca de 70% dos casos (**Eadie, 2012**). Nos casos em que as convulsões não respondem à medicação, pode considerar-se a possibilidade de recorrer à cirurgia, à neuroestimulação ou a alterações alimentares. Nem todos os casos de epilepsia são para toda a vida, e um número substancial de pessoas melhora ao ponto de a medicação deixar de ser necessária.

Cerca de 1% das pessoas em todo o mundo (65 milhões) têm epilepsia (**Thurman *et al.*, 2011**) e quase 80% dos casos ocorrem em países em desenvolvimento (**OMS, 2012**). A epilepsia torna-se mais comum à medida que as pessoas envelhecem (**Brodie *et al.*, 2009 ; Holmes *et al.*, 2008**). No mundo desenvolvido, o aparecimento de novos casos ocorre mais frequentemente em bebés e idosos; no mundo em desenvolvimento, ocorre em crianças mais velhas e adultos jovens, (**Newton , 2012**) devido a diferenças na frequência das causas subjacentes. Cerca de 5-10% de todas as pessoas terão uma convulsão não provocada até aos 80 anos de idade, (**Wilden e Cohen-Gadol, 2012**) e a probabilidade de sofrer uma segunda convulsão situa-se entre 40 e 50% (**Berg , 2008**). Em muitas regiões do mundo, as pessoas com epilepsia vêem a sua capacidade de conduzir limitada ou proibida (**Devlin *et al.*, 2012**), mas a maioria consegue voltar a conduzir após um período de tempo sem crises.

Sinais e sintomas

A epilepsia é caracterizada por um risco a longo prazo de convulsões recorrentes (**Duncan *et al.*, 2006**). Estas convulsões podem apresentar-se de várias formas, consoante a parte do cérebro envolvida e a idade da pessoa (**Duncan *et al.*, 2006; NIHCE, 2012**).

Convulsões

O tipo mais comum (60%) de convulsões é o convulsivo (**NIHCE, 2012**). Destas, dois terços começam como convulsões focais (que podem depois tornar-se generalizadas) e um terço começa como convulsões generalizadas (**NIHCE, 2012**). Os restantes 40% das crises são não-convulsivas. Um exemplo deste tipo é a crise de ausência, que se apresenta como uma diminuição do nível de consciência e geralmente dura cerca de 10 segundos (**Hammer, 2010; Hughes, 2009**).

As crises focais são frequentemente precedidas de certas experiências, conhecidas como aura. Estas podem incluir: fenómenos sensoriais (visuais, auditivos ou olfactivos), psíquicos, autonómicos ou motores (**Hammer, 2010**). A atividade de sacudidelas pode começar num grupo muscular específico e espalhar-se para os grupos musculares circundantes, caso em que é conhecida como marcha jacksoniana (**Bradley, 2012**). Podem ocorrer automatismos; trata-se de actividades geradas de forma não consciente e, na sua maioria, de movimentos repetitivos simples, como estalar os lábios, ou de actividades mais complexas, como a tentativa de pegar em algo (**Bradley, 2012**).

Existem seis tipos principais de convulsões generalizadas: convulsões tónico-clónicas, tónicas, clónicas, mioclónicas, de ausência e atónicas (**NIHCE, 2012**). Todas elas envolvem perda de consciência e geralmente ocorrem sem aviso prévio. As convulsões tónico-clónicas apresentam uma contração dos membros seguida da sua extensão, juntamente com um arqueamento das costas que dura 10-30 segundos (fase tónica). Pode ouvir-se um grito devido à contração dos músculos do peito. Segue-se uma agitação dos membros em uníssono (fase clónica). As crises tónicas produzem contracções musculares constantes. É frequente a pessoa ficar azul quando a respiração pára. Nas convulsões clónicas há uma agitação dos membros em uníssono. Após a paragem da agitação, pode demorar 10 a 30 minutos até que a pessoa volte ao normal; este período é designado por "fase pós-ictal".

Durante uma convulsão, pode ocorrer perda de controlo do intestino ou da bexiga (**OMS, 2012**). A língua pode ser mordida na ponta ou nos lados durante uma convulsão (**Engel, 2008**). Nas crises tónico-clónicas, as mordeduras laterais são mais comuns. As mordeduras da língua também são relativamente comuns nas crises não epilépticas psicogénicas (Engel, **2008**).

As crises miotónicas envolvem espasmos musculares em algumas áreas ou em todas (**Simon *et al.*, 2012**). As crises de ausência podem ser subtis, com apenas um ligeiro virar da cabeça ou piscar de olhos (**Hammer, 2010**). A pessoa não cai e volta ao normal logo após o fim da crise (**Hammer, 2010**). As crises atónicas envolvem a perda de atividade muscular durante mais de um segundo. Isto ocorre normalmente em ambos os lados do corpo (**Bradley, 2012**).

Cerca de 6% das pessoas com epilepsia têm crises que são frequentemente despoletadas por eventos específicos e são conhecidas como crises reflexas. As pessoas com epilepsia reflexa têm convulsões que só são despoletadas por estímulos específicos (**Xue e Ritaccio, 2006**). Os estímulos mais comuns incluem luzes intermitentes e ruídos súbitos. Em certos tipos de epilepsia, as crises ocorrem mais frequentemente durante o sono (**Malow, 2005**) e noutros tipos ocorrem quase só durante o sono (**Tinuper *et al.*, 2007**).

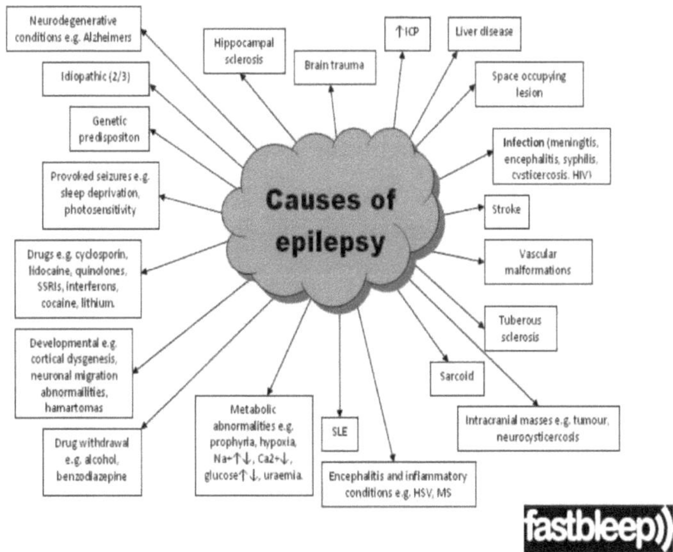

Objectivos
1. Analisar dados de epilepsia através de microarray relativamente ao gene humal EFHC1.
2. Analisar os resultados de docking de ligandos seleccionados da literatura.

2. REVISÃO DA LITERATURA

Definição de Epilepsia

A epilepsia é uma doença crónica caracterizada por convulsões recorrentes, que podem variar desde um breve lapso de atenção ou abalos musculares até convulsões graves e prolongadas. As convulsões são causadas por descargas eléctricas súbitas, normalmente breves e excessivas, num grupo de células cerebrais (neurónios). Uma convulsão é um episódio convulsivo, que começa como descargas atípicas, excessivas e hiper-sincrónicas de um agregado de neurónios no cérebro e que depois recruta neurónios circundantes para compor um ou ambos os hemisférios do cérebro (**Acharya *et al.*, 2008**). Durante a convulsão, a pessoa pode sentir uma alteração ou perda de consciência, movimentos involuntários, como sacudidelas, tremores ou contracções.

Epidemiologia da epilepsia

A epilepsia é a doença neurológica grave mais comum que afecta 0,5-1% da população. Atualmente, estima-se que 50 milhões de pessoas vivam com epilepsia, 80% das quais nos países em desenvolvimento. Muitas vezes, as pessoas mais afectadas não se dão a conhecer. O estigma, as concepções erradas e as crenças associadas a esta doença influenciam a apresentação aberta dos indivíduos afectados em reuniões públicas. A importância para a saúde pública é particularmente elevada nestes contextos devido à sua elevada prevalência, à intensidade e frequência das convulsões e às consequências sociológicas, psicossociais e financeiras para os agregados familiares que afecta. Os países pobres em recursos têm características demográficas, sociológicas e económicas comuns. São particularmente marcados pela riqueza étnica, linguística e religiosa, e as suas populações são frequentemente ameaçadas pela instabilidade política e pelas incertezas económicas. Consequentemente, os sistemas de saúde são normalmente fracos e pouco eficazes na resposta às necessidades de saúde (**Quet *et al.*, 2008**).

Etiologia da epilepsia

A epilepsia é frequentemente o resultado de uma doença cerebral subjacente. Os factores etiológicos mais comuns da epilepsia que podem predispor uma pessoa à epilepsia são os traumatismos cranianos, as neoplasias, as doenças degenerativas, as infecções, as doenças metabólicas, a isquemia e as hemorragias (**Vinters *et al.*, 1993**). Tendo em conta o facto de que apenas uma parte das pessoas que sofrem de uma doença cerebral tem convulsões como sintoma dessa doença, suspeita-se que aqueles que têm essas convulsões sintomáticas são mais vulneráveis devido a razões bioquímicas/neurotransmissoras. A causa subjacente pode ser estrutural, incluindo uma lesão cerebral, como uma contusão, uma infeção, como uma encefalite, a falta de oxigénio numa parte do cérebro, como acontece num acidente vascular cerebral, ou um tumor. Nalguns casos, existe uma malformação cerebral que se desenvolveu antes do nascimento. Noutros casos, a causa é uma disfunção mais generalizada do cérebro que não é essencialmente estrutural, como uma doença genética ou metabólica. Num grande número de doentes, a causa final não é encontrada de todo, apesar dos testes exaustivos. Certas áreas cerebrais, ou seja, os lobos temporais e frontais, são mais susceptíveis de produzir atividade epilética do que outras regiões. No entanto, também há doentes com epilepsia de etiologia não resolvida (**Hauser, 1997**). A etiologia da epilepsia é também um fator determinante da função cognitiva e das alterações intelectuais ao longo do tempo. A principal distinção é entre a epilepsia sintomática, que tem uma causa identificada, como o acidente vascular cerebral ou a displasia cortical, e a epilepsia idiopática, que não tem outra causa identificada para além de factores genéticos. **Lennox** *et al.* (**1942**) reconheceram que a função cognitiva tinha o dobro da probabilidade de se deteriorar na presença de uma causa conhecida de epilepsia, mesmo que o grupo idiopático tivesse crises mais frequentes. A epilepsia idiopática é um tipo de epilepsia cujas causas não foram identificadas. Nestes casos, a teoria mais comummente aceite é a de que esta epilepsia resulta de um desequilíbrio de certas substâncias químicas no cérebro (especialmente neurotransmissores), o que faz com que tenham um baixo limiar convulsivo. As crianças e os adolescentes são mais susceptíveis de sofrer de epilepsia de origem desconhecida ou genética. Quanto mais velho for o doente, mais provável é que a causa seja uma doença cerebral subjacente, como um tumor cerebral ou uma doença cerebrovascular, ou que seja o resultado de um traumatismo craniano. Os traumatismos e as infecções cerebrais podem causar epilepsia em qualquer idade e, como já foi referido, podem ser responsáveis por uma maior incidência de epilepsia nos países em desenvolvimento. Por exemplo, uma causa comum na América Latina são os quistos de neurocisticercose no cérebro provocados por uma infeção por ténia, enquanto em África a malária e a meningite são causas comuns e na Índia a neurocisticercose e a tuberculose provocam frequentemente epilepsia. Qualquer tipo de doença febril pode provocar convulsões em crianças pequenas. Cerca de 3% das crianças que têm convulsões febris acabam por desenvolver epilepsia mais tarde.

Mortalidade

Os dados sobre a mortalidade das pessoas com deficiência nos países em desenvolvimento são escassos. Um esforço recente na China para colmatar esta lacuna revelou que as pessoas com epilepsia tinham uma mortalidade 3-4 vezes superior à da população em geral (**Ding** *et al.*, **2006**). O mais provável é que a mortalidade associada à epilepsia também seja consideravelmente elevada noutros locais.

Classificação das crises epilépticas

A Classificação Internacional das Crises Epilépticas (1981) reconhece duas categorias gerais de crises com base na origem da descarga eléctrica anormal. São reconhecidas duas grandes categorias de convulsões, parciais e generalizadas, tendo cada categoria diferentes subtipos.

1) As crises parciais, designadas por crises focais ou locais, têm origem num local do cérebro e podem ou não propagar-se a outras áreas cerebrais. As crises parciais subdividem-se em parciais simples e parciais complexas. Nas crises parciais simples, a consciência é preservada. Nas crises parciais complexas, há uma alteração da consciência, a pessoa não se recorda de ter tido a crise e pode ficar muito confusa e fatigada no período que se segue. Uma crise parcial pode também evoluir para uma crise motora generalizada.

2) As convulsões generalizadas, designadas por convulsões "grand mal", começam simultaneamente em todas as áreas do cérebro. A consciência é alterada e a pessoa pode ou não apresentar convulsões. Outros termos comummente utilizados incluem ictal (da própria convulsão) e interictal (entre convulsões). A convulsão implica um comportamento ictal com actividades motoras vigorosas. O estado epilético denota uma convulsão muito prolongada ou uma série de convulsões que ocorrem com tanta frequência que a recuperação total da função cerebral não ocorre interictalmente.

Pilocarpina

A pilocarpina é um potente agonista colinérgico originalmente isolado das folhas de *Pilocarpus microphyllus*, pertencente à família Rutaceae. É habitualmente utilizada no tratamento do glaucoma agudo em seres humanos (**Hardman *et al.*, 1996**). A administração sistémica de pilocarpina tem sido utilizada como modelo animal para a epilepsia do lobo temporal e tem várias características em comum com as crises parciais complexas humanas. A semelhança mais marcante foi provavelmente o facto de a pilocarpina produzir alterações marcantes na morfologia, nas propriedades da membrana e nas respostas sinápticas dos neurónios hipocampais de ratos, comparáveis às observadas nos neurónios hipocampais epilépticos humanos (**Isokawa e Mello, 1991**). Foi estabelecida uma dose única sistémica elevada (300-400 mg/Kg) de injeção de pilocarpina como um novo modelo animal de ELT (**Turski *et al.*, 1983**). A administração sistémica desta pilocarpina produziu convulsões electroencefalográficas e comportamentais, acompanhadas de danos cerebrais generalizados semelhantes aos observados em cérebros autopsiados de epilépticos humanos. Estes resultados electroencefalográficos indicam que uma das estruturas mais sensíveis ao efeito convulsivo da pilocarpina é o hipocampo, enquanto outras estruturas não são afectadas ou são apenas ligeiramente afectadas nos primeiros momentos após a injeção. Estudos confirmaram que o hipocampo é a estrutura que é activada mais cedo de acordo com os registos electroencefalográficos (Turski *et al,* 1983, 1989). Uma das principais características do modelo da pilocarpina que o torna muito relevante para comparação com a condição epilética humana é a ocorrência reprodutível de crises recorrentes espontâneas (SRS) em ratos injectados com pilocarpina após um atraso ou período de silêncio de cerca de 2 semanas (**Turski *et al.*, 1983; Mello *et al.*, 1993**). A espontaneidade é um dos sinais proeminentes da epilepsia humana, reforçando assim a importância clínica deste modelo (**Turski *et*** *al.,* **1983; Loscher e Schmidt, 1988)**. As crises de pilocarpina também proporcionam uma oportunidade para estudar o envolvimento do sistema colinérgico no início, propagação e consequências patológicas das crises límbicas. Do ponto de vista comportamental, as crises de pilocarpina assemelham-se a outros modelos de crises límbicas, começando com automatismos faciais, balançando a cabeça e progredindo para clonus dos membros anteriores com rearing e queda. Em termos de neuropatologia, os danos celulares que resultam das convulsões são idênticos, quer sejam iniciados com uma injeção de pilocarpina em dose elevada, quer com uma dose mais baixa de pilocarpina administrada com lítio. A lítio-pilocarpina é um modo análogo1 à injeção de pilocarpina isolada, exceto que o lítio em combinação com a pilocarpina produziu um desvio de 20 vezes na curva de resposta à dose de pilocarpina para produzir convulsões, permitindo assim a utilização de uma dose muito mais baixa de pilocarpina. Em termos de danos celulares registados ao nível do microscópio de luz, as crises induzidas pela pilocarpina produzem consistentemente danos no núcleo olfativo, córtex piriforme, córtex entorrinal, tálamo, amígdala, hipocampo, septo lateral, núcleo leito da estria terminal, claustrum, substância negra e neocórtex (**Turski *et al.,* 1983**). No hipocampo, as regiões CA3 e CA1 estão envolvidas e os danos foram observados como sendo maiores nas regiões ventrais do que nas regiões dorsais do hipocampo. Curiosamente, as densidades mais elevadas de receptores colinérgicos encontram-se em CA1 e no giro denteado, enquanto a região mais consistente e gravemente danificada é CA3 . Isto indica claramente que a propagação da atividade convulsiva para além do foco inicial deve implicar a ativação de vias não colinérgicas. Os estudos de microscopia eletrónica indicam que as alterações celulares incluem inchaço dos dendritos, inchaço ou condensação vacuolar dos corpos celulares neuronais e dilatação acentuada dos elementos astrogliais, com relativa preservação dos componentes axonais. A neuropatologia relatada com o modo pilocarpina1 é consistente com convulsões prolongadas produzidas por outros meios (**Hajnal *et al.,* 1997**). Estes resultados apoiam o facto de o modelo de SE com pilocarpina ser útil para estudar os mecanismos moleculares da neuropatologia e para a seleção de neuroprotectores após a exposição a agonistas colinérgicos (**Tetz *et al.,* 2006**).

Papel dos neurotransmissores na epilepsia

Epinefrina e Norepinefrina

As modificações da atividade convulsiva pelo sistema noradrenérgico foram relatadas desde cedo. Quatro observações principais apoiaram um papel anticonvulsivo para a norepinefrina (NE): (1) a lesão selectiva de neurónios noradrenérgicos com 6-hidroxidopamina ou DSP-4 aumenta a suscetibilidade a uma variedade de estímulos convulsivos (**Sullivan e Osorio, 1991; Mishra *et al,*** **1994**) (2) a estimulação direta do locus coeruleus (LC), a maior concentração de corpos celulares noradrenérgicos no SNC e a subsequente libertação de NE reduzem a sensibilidade do SNC a estímulos convulsivos (3) os ratos geneticamente propensos à epilepsia (GEPRs), um modelo animal de epilepsia amplamente utilizado, têm um conteúdo pré-sináptico de NE deficiente, um turnover de NE, níveis de tirosina hidroxilase, níveis de dopamina P-hidroxilase (DBH) e captação de NE (**Dailey e Jobe, 1986**) (4) os agonistas adrenérgicos que actuam no adrenoreceptor a2 (a2- AR) têm uma ação anticonvulsiva (**Fletcher e Forster, 1988; Jackson *et al.*, 1991**). O a2-AR é conhecido por ter um papel regulador na função simpática (**Das *et al.*, 2006**). Os estudos de lesão, ou seja, a destruição química dos terminais noradrenérgicos, reduzem a quantidade de libertação de NE; esta manipulação reduz igualmente a libertação de outros transmissores libertados com a NE. Os neuropeptídeos galanina e neuropeptídeo Y (NPY) e o neurotransmissor adenosina, ou seja, o ATP, são libertados nos terminais noradrenérgicos e demonstraram exercer efeitos anticonvulsivos contra vários estímulos convulsivos (**Erickson *et al.*, 1996; Baraban *et al.*, 1997**).

Dopamina

O córtex pré-frontal (CPF) dos mamíferos recebe uma inervação dopaminérgica substancial da área tegmental ventral (ATV) do mesencéfalo. A dopamina é um neuromodulador endógeno no córtex cerebral e acredita-se que seja importante para os processos cerebrais normais (**Williams e Goldman-Rakic, 1995**). Existem fortes indícios de que as alterações da função dopaminérgica desempenham um papel na patogénese de várias doenças neuropsiquiátricas, incluindo a epilepsia (**Starr, 1996**). Estudos *in vivo mostraram* que a dopamina aumenta e diminui o disparo espontâneo dos neurónios neocorticais (**Thierry *et al.*, 1992; Pirot *et al.*, 1992**). A dopamina favorece transições de longa duração dos neurónios do CPF para um estado ascendente mais excitável (**Lewis e O'Donnell, 2000**). As experiências electrofisiológicas *in vitro* sugerem que a dopamina tem múltiplos efeitos nos neurónios do CPF. Foram registados aumentos (**Gonzalez-Burgos *et al.*, 2002; Tseng e O'Donnell, 2004**) e diminuições da excitabilidade pós-sináptica dos neurónios piramidais após a ativação do recetor DA D1. Além disso, foram registadas alterações da excitabilidade mediadas pelos receptores DA D2 (**Gulledge e Jaffe, 2001; Tseng e O'Donnell, 2004**). Os efeitos da dopamina nas respostas sinápticas são também complexos e específicos de cada espécie. As correntes pós-sinápticas excitatórias mediadas pelos receptores AMPA (EPSC) nas células piramidais da camada V são deprimidas por um efeito da dopamina mediado pelos receptores DA D1, ao passo que as respostas do N-metil-D-aspartato (NMDA) foram registadas como sendo tanto aumentadas (**Seamans *et al.*, 2001**) como deprimidas (**Law-Tho *et al.*, 1994**). Os EPSC nas camadas II/III são reforçados pela dopamina em ratos (**Gonzalez-Islas e Hablitz, 2003**), mas diminuem em primatas (**Urban *et al.*, 2002**). O córtex cerebral contém redes locais e distantes interligadas de neurónios excitatórios e inibitórios. A estabilidade da atividade nestas redes depende do equilíbrio entre a excitação e a inibição recorrentes (**Durstewitz *et al.*, 2000; Shu *et al.*, 2003**). Um desvio do equilíbrio para a excitação leva à geração de atividade epileptiforme. A presença de conexões excitatórias recorrentes maciças que dependem da inibição para regulação tem sido implicada na suscetibilidade do neocórtex e do hipocampo para desenvolver atividade epileptiforme e convulsões (**McCormick e Conteras, 2001**). As influências moduladoras influenciam fortemente a atividade nos circuitos talamocorticais (**McCormick e Pape, 1990**) e neocorticais (**McCormick *et al.*, 1993**). Sabe-se que a dopamina modula as descargas epileptiformes tanto *in vivo* como *in vitro* (**Cepeda *et al.*, 1998**). Estudos *in vivo* em diferentes modelos de epilepsia sugeriram que a dopamina pode ter um efeito pró-convulsivo mediado pelos receptores DA D1 e um efeito anti-convulsivo *através dos* receptores DA D2. O recrutamento de neurónios em circuitos excitatórios locais, mediado pela dopamina, e a sincronização da atividade desses neurónios estão na base destes efeitos da dopamina no neocórtex. As redes neocorticais excitatórias locais são complexos de neurónios piramidais interligados. Vários fármacos anti-epilépticos aumentam os níveis extracelulares de dopamina DA e/ou serotonina (5-HT) em áreas cerebrais envolvidas na epileptogénese (Smolders *et al.*, 1997). Estudos comportamentais e electrocorticográficos em ratos mostraram que a DA controla a excitabilidade do hipocampo *através de* acções opostas nos receptores DA D1 e DA D2 (**Bo *et al.*, 1995**). Presume-se que o aumento das convulsões seja uma caraterística específica da estimulação dos receptores D1, ao passo que a estimulação dos receptores DA D2 é anticonvulsiva. A diminuição da ligação dos receptores DA D2 no tronco cerebral foi registada noutras doenças neurológicas, como a diabetes (**Shankar *et al.*, 2007**).

GABA

O ácido y-aminobutírico (GABA) é o principal neurotransmissor inibitório do SNC. Exerce uma ação inibitória em todas as estruturas do prosencéfalo e desempenha um papel na fisiopatogénese de certas doenças neurológicas, incluindo a epilepsia. A deficiência da função GABA provoca convulsões, ao passo que o seu aumento tem um efeito anticonvulsivo. Nos tecidos ressecados de pacientes com epilepsia do lobo temporal, o número de receptores GABA está reduzido em áreas do hipocampo que apresentam perda de células neuronais (**McDonald *et al*, 1991; Johnson *et al*, 1994**). A redução da ligação das benzodiazepinas (BZD) aos receptores GABA no lobo temporal mesial destes doentes pode ser detectada *in vivo* por tomografia por emissão de positrões não invasiva (**Savic *et al.*, 1988**). Estas alterações são provavelmente secundárias à perda de células e não são específicas das células receptoras de GABA. Estudos recentes mostraram algumas alterações nos receptores GABAA que ocorrem no neocórtex de pacientes submetidos a cirurgia de epilepsia. Estes doentes apresentavam ELT com lesões graves e brotamento em estruturas límbicas. Foram detectados níveis aumentados de modulação esteroide da ligação do ligando do recetor GABA, no neocórtex, em doentes com ELT. Foi igualmente observado um aumento da ligação dos sítios sensíveis à diazepamina para o ligando BZD [3H]Ro15-45 13 associado à subunidade a4 do recetor GABA. Por conseguinte, as alterações das propriedades, mais do que do número de receptores GABA, possivelmente relacionadas com alterações plásticas das combinações de subunidades, resultam numa regulação alterada da função inibitória. A epilepsia focal humana ocorre frequentemente no lobo temporal mesial, muitas vezes associada à esclerose do corno de Ammon. Esta é acompanhada de uma gliose grave e de um brotamento na camada molecular do ginásio dentado (**Tomohiro *et al.*, 1992**), bem como de uma dispersão da camada de células granulares. Esta perda de neurónios na formação hipocampal é evidente em CA3 e hilus, especialmente nas células musgosas hilares, como evidenciado por vários marcadores neuronais, incluindo a descarboxilase do ácido glutâmico (GAD) e os receptores GABA. É possível imitar estas alterações em animais produzindo lesões ou utilizando uma estimulação maciça do input hipocampal (**Sloviter *et al.*, 1991**), paradigmas de kindling ou cainite sistémica (**Cronin *et al.*, 1992) ou pilocarpina (Cavalheiro *et al.*, 1991**). À semelhança da condição humana, estes modelos envolvem esclerose do folículo terminal, incluindo perda de interneurónios hilares e hiperexcitabilidade das células granulares dentadas.

As células granulares são normalmente inibidas lateralmente por intemeurónios hilares, que são excitados por células musgosas que as inervam longitudinalmente. A perda dessas células musgosas foi proposta para tornar "dormentes" as células de cesta GABAérgicas sobreviventes, desinibindo assim longas extensões de células granulares (**Sloviter *et al.*, 1991**). No modelo da pilocarpina, verifica-se uma perda de células hilares, incluindo interneurónios GABAérgicos, acompanhada de uma diminuição dos níveis de ARNm e da imunorreactividade da subunidade a5 do recetor GABAA em CA1/2 (**Houser , 1994**). A perda de ARNm a5 e a2 foi também observada por outro grupo de investigadores (Rice *et al,* 1996) que demonstraram uma diminuição da atividade sináptica GABA na CA1. Por conseguinte, em vários destes modelos animais, há provas de uma redução da inibição mediada pelo GABA.

Acetilcolina

O sistema colinérgico desempenha um papel crucial na modulação das funções corticais e, em particular, hipocampais, incluindo processos como a aprendizagem e a memória (**Winkler *et al.*, 1995**). As acções colinérgicas estão envolvidas na fisiopatogénese das descargas epilépticas, como sugerido pela capacidade de alguns agentes colinérgicos induzirem convulsões límbicas e alterações histopatológicas semelhantes às observadas em doentes com epilepsia do lobo temporal (**Nagao *et al.*, 1996**). A estimulação colinérgica dos neurónios corticais, incluindo os localizados na formação hipocampal, resulta em efeitos excitatórios que são mediados principalmente pela ativação de receptores muscarínicos (**Krnjevic , 1993**). A inervação colinérgica está presente no subículo, que é uma importante estação de retransmissão sináptica entre o hipocampo propriamente dito e várias estruturas límbicas que estão envolvidas em processos cognitivos (**Lopes da Silva *et al.*, 1990**). Os neurónios subiculares estão também envolvidos na propagação da atividade convulsiva no sistema límbico (**Lothman *et al.*, 1991**). Até à data, pouco se sabe sobre os efeitos dos agentes colinérgicos no subículo. O CE é conhecido por ser uma "porta de entrada" para a passagem bidirecional de informação no circuito neocortical hipocampalneocortical (**Lopes da Silva et al., 1990**) *através de* uma cascata de projecções córtico-corticais, as camadas superficiais do CE (II e III) recebem uma extensa entrada dos córtices sensoriais polimodais (**Reep et al., 1987**) que é depois transportada para a formação hipocampal através da via perfurante. Por sua vez, a formação hipocampal projecta-se de volta para as camadas profundas do córtex entorrinal (CE), que fornecem vias de saída que retribuem os canais de entrada (**Insausti et al., 1997**). Além disso, as camadas profundas do CE também se projectam maciçamente nas camadas superficiais do CE (**Kohler, 1986**), fechando assim um ciclo CE-hipocampo. Assim, em virtude dos seus extensos sistemas de projeção, a rede do CE actua poderosamente na generalização das crises do lobo temporal. Sabe-se também que o CE recebe uma entrada colinérgica profusa do prosencéfalo basal que termina principalmente nas camadas II e V (**Gaykema et al., 1990**), precisamente as camadas que controlam a entrada e a saída principais do hipocampo. É sabido que o sistema colinérgico promove a ativação cortical e a expressão de dinâmicas oscilatórias normais da população. No CE, estudos electrofisiológicos *in vivo mostraram* que o ritmo teta colinérgico é gerado principalmente por células da camada II (**Dickson et al., 1995**). Além disso, estudos *in vitro* também demonstraram que a ativação de receptores muscarínicos promove o desenvolvimento de oscilações intrínsecas nos neurónios da camada II da CE (**Klink e Alonso, 1997**). Por outro lado, algumas evidências indicam que a atividade alterada do sistema colinérgico é relevante para a epileptogénese.

Síntese e metabolismo da serotonina

A serotonina foi inicialmente descoberta como uma substância vasoconstritora no sangue e, mais tarde, nas paredes dos vasos sanguíneos, nas plaquetas e nas células enterocromafins do sistema gastrointestinal, dos pulmões e do coração (Rapport *et al.,* 1948). Fora do SNC, a 5-HT actua nas células musculares lisas autonómicas, por exemplo, nos vasos sanguíneos e no aparelho digestivo (**Zifa e Fillion, 1992**). Há mais de 50 anos, foi identificada a estrutura química da 5-HT e esta foi sintetizada. Mais tarde, foi proposta a função da 5-HT como neurotransmissor no SNC (**Bogdanski et al., 1956**) e a 5-HT tem sido estudada intensivamente desde a sua identificação na glândula pituitária (**Hyyppa e Wurtman, 1973**). No SNC, a serotonina é uma via de duas etapas a partir do aminoácido essencial triptofano. A serotonina é sintetizada no pericário do neurónio, onde o triptofano é hidroxilado no precursor 5-HT, o 5-hidroxitriptofano (5-HTP), que é depois descarboxilado em 5-HT (**Hamon et al., 1982**). Para evitar a oxidação enzimática imediata em ácido 5-hidroxi-indol-acético (5-HIAA) pela monoamina oxidase (MAO), a 5-HT fica contida nas vesículas neuronais até ser libertada na fenda sináptica. Em seguida, a serotonina ativa os receptores pós-sinápticos ou pré-sinápticos ou é reintroduzida no neurónio *através da* molécula transportadora de 5-HT (**Hamon et al., 1982**). A principal via de metabolismo da 5-HT envolve a monoamina oxidase, que forma o ácido 5-hidroxiindol acético num processo de duas etapas. Para além do metabolismo pela MAO, existe um processo de absorção mediado por transportadores dependentes de Na+ que está envolvido na cessação da ação da 5-HT. Os transportadores de 5-HT estão localizados na membrana externa dos terminais axonais serotoninérgicos e na membrana externa das plaquetas. Este sistema de captação é a única forma de as plaquetas adquirirem 5-HT, uma vez que não possuem as enzimas necessárias para a síntese de 5-HT. Os processos de degradação são muito rápidos devido a um grande excesso de monoamina oxidase. Por conseguinte, as concentrações de 5-HT no espaço extracelular cerebral e no plasma periférico são baixas e não reflectem a atividade serotoninérgica.

Anatomia do sistema da serotonina

Os sistemas de serotonina (5-hidroxitriptamina; 5-HT) estão espalhados por todo o cérebro, com a maioria dos corpos celulares dos neurónios serotoninérgicos localizados nos núcleos da rafe da linha média do tronco cerebral (**Palacios *et al.*, 1990**). As maiores colecções de neurónios 5-HT encontram-se nos núcleos dorsal e mediano da rafe do mesencéfalo caudal (**Jacobs *e* Azmitia 1992**). Os neurónios destes núcleos projectam-se amplamente sobre o tálamo, o hipotálamo, os gânglios basais, o prosencéfalo basal e todo o neocórtex. Curiosamente, estes neurónios 5-HT também fornecem um plexo subependimário denso ao longo do ventrículo lateral e do terceiro ventrículo. A ativação desta inervação resulta na libertação de 5-HT para o líquido cefalorraquidiano (LCR), e a medição do conteúdo de 5-HT no LCR em estados patológicos reflectirá em grande parte este pool (**Chan-Palay, 1976**). Este é outro aspeto interessante da inervação dos neurónios 5-HT no prosencéfalo. **Descarries *et al.* (1975)** demonstraram que os terminais dos neurónios 5-HT no prosencéfalo, ao contrário dos terminais de outros sistemas, só raramente formam complexos sinápticos. Assim, quando os neurónios 5-HT que inervam o prosencéfalo são activados, a 5-HT será libertada no fluido extracelular e a sua ação dependerá da localização de receptores 5-HT nas proximidades. A organização das projecções ascendentes dos neurónios 5-HT, a natureza da sua interação com os elementos pós-sinápticos e a distribuição generalizada dos terminais 5-HT nas áreas corticais e límbicas indicam que estas projecções estão muito provavelmente envolvidas na regulação do estado comportamental e na modulação de comportamentos mais específicos. O segundo sistema de neurónios 5-HT é constituído por neurónios 5-HT na pontina e na rafe medular, com projecções principalmente para o tronco cerebral, o cerebelo e a espinal medula. Este sistema parece estar principalmente envolvido na modulação da entrada sensorial e no controlo motor (**Meltzer *et al.*, 1998**). Durante o desenvolvimento do cérebro, a 5-HT fornece um sinal neurotrófico essencial. Sabe-se que a 5-HT desempenha um papel importante em várias funções fisiológicas (**Jackson e Paulose, 1999**). As evidências de estudos em animais e humanos sugerem que a 5-HT está ligada a muitas funções, como o humor, a agressão, a alimentação e o sono. Acredita-se que a desregulação da função 5-HT esteja envolvida na depressão, na impulsividade e no suicídio (**Meltzer, 1998**). Além disso, a modulação da atividade neuronal colinérgica pela 5-HT desempenha um papel nos processos cognitivos superiores, como a memória e a aprendizagem (**Altman** *et al.*, **1990; Richter-Levin e Segal, 1990**). Por conseguinte, as alterações da função serotoninérgica são responsáveis por perturbações comportamentais frequentemente observadas durante a epilepsia. Existem provas contraditórias, provenientes de estudos em animais, de trabalhos post-mortem e de ensaios clínicos limitados, quanto à direção, magnitude e significado destes resultados.

Receptores de serotonina

Os diversos efeitos deste neurotransmissor estão relacionados com as extensas projecções de neurónios serotoninérgicos em todo o cérebro e com o grande número de subtipos distintos de receptores da serotonina. Pelo menos 14 subtipos distintos de receptores de serotonina são expressos no SNC dos mamíferos, cada um dos quais é atribuído a uma de sete famílias, 5-HT1 a 5-HT7. Os receptores de serotonina foram classificados em famílias designadas 5-HT1-7 com base nas suas características biológicas moleculares (**Peroutka, 1994; Saudou e Hen, 1994**). Os receptores 5-HT1B/D encontram-se em grande parte na forma pré-sináptica, o recetor 5-HT1A existe tanto na forma pré-sináptica como na forma pós-sináptica e os restantes subtipos de receptores são expressos predominantemente na forma pós-sináptica, sendo a sua distribuição e densidade reguladas em função da área cerebral individual e do estado funcional. Outra proteína importante na neurotransmissão serotoninérgica é o transportador de 5-HT. Esta proteína está localizada na membrana dos terminais nervosos de 5-HT e é responsável pela recaptação da 5-HT libertada para os terminais. A distribuição do transportador de 5-HT está em conformidade com a distribuição dos terminais nervosos de 5-HT (**Dawson** *e* **Wamseley, 1983; Fuxe** *et al.*, **1983**) e, por conseguinte, serve de marcador da integridade das projecções serotoninérgicas. Os receptores 5-HT1A e 5-HT2A e o local de recaptação de 5-HT são os locais de ação mais frequentemente visados pelos medicamentos antidepressivos e foram bem caracterizados fisiologicamente. Assim, estes locais têm sido também objeto de desenvolvimento radioquímico. A subfamília 5-HT2 de receptores de serotonina é composta por três subtipos, os receptores 5-HT2A, 5-HT2B e 5-HT2C. Os três receptores estão acoplados à proteína G para a ativação da fosfolipase C funcionalmente ligada à hidrólise do fosfatidil inositol (PI) e subsequente mobilização do cálcio intracelular (**Barnes e Sharp, 1999**).

Classificação dos receptores de serotonina

Os vários efeitos da 5-HT no sistema nervoso central e nos órgãos periféricos são mediados pela ativação de vários tipos de receptores. Os receptores 5-HT podem ser classificados em sete classes, de 5-HT1 a 5-HT7, com base nos seus perfis farmacológicos, nas sequências primárias deduzidas do cDNA e nos mecanismos de transdução de sinal dos receptores (**Bradley** *et al.*, **1986; Zifa e Fillion, 1992**). Todos os receptores 5-HT pertencem à superfamília dos receptores acoplados à proteína G, com uma estrutura de sete domínios transmembranares, exceto o recetor 5-HT3, que forma um canal iónico ligado a um ligando.

Recetor 5-HT1

Foram reconhecidos pelo menos cinco subtipos de receptores 5-HT1: 5-HT1A, 5-HT1B, 5-HT1D, 5-HT1E e 5-HT1F. Todos eles são sete receptores transmembranares, acoplados à proteína G *via* Gi ou Go, codificados por genes sem intrões, com 365 a 422 aminoácidos e uma homologia global da sequência de 40%. O subtipo de recetor 5-HT1A, localizado no cromossoma humano 5cenq11, está amplamente distribuído no SNC, em particular no hipocampo (**Hoyer *et al.*, 1994**). O recetor 5-HT1B está localizado no cromossoma humano 6q13 e está concentrado nos gânglios basais, no striatum e no córtex frontal. O recetor está acoplado negativamente à adenilil ciclase. O recetor 5-HT1D tem 63% de homologia estrutural global com o recetor 5-HT1B e 77% de homologia da sequência de aminoácidos nos sete domínios transmebranosos. O recetor está localizado no gene humano 1p36.3-p34.3 e está negativamente ligado à adenilil ciclase. O ARNm do recetor 5HT1D encontra-se no cérebro do rato, predominantemente no putamen caudado, no núcleo accumbens, no hipocampo, no córtex, na rafe dorsal e no locus ceoruleus (**Hoyer *et al.*, 1994**). O recetor 5-HT1E foi caracterizado pela primeira vez no homem como um local de ligação [3H] 5-HT na presença de 5-carboxiamidotriptamina (5-CT) para bloquear a ligação aos receptores 5-HT1A e 5-HT1D. Estudos de ligação no cérebro humano indicaram que os receptores 5-HT1E estão concentrados no putamen caudado, com níveis mais baixos na amígdala, no córtex frontal e no globus pallidus. Este facto é coerente com a distribuição observada do ARNm do 5-HT1C (**Hoyer *et al.*, 1994**). O recetor foi mapeado no cromossoma humano 6q14-q15, está ligado negativamente à adenilil ciclase e consiste numa proteína de 365 aminoácidos com sete domínios transmembranares. O subtipo de recetor 5-HT1F está mais estreitamente relacionado com o recetor 5-HT1E, com 70% de homologia de sequência nos 7 domínios transmembranares. O ARNm que codifica o recetor está concentrado na rafe dorsal, no hipocampo e no córtex do rato e também no striatum, no tálamo e no hipotálamo do rato (**Hoyer *et al.*, 1994**). O recetor está ligado negativamente à adenilil ciclase.

Recetor 5-HT2

A família de receptores 5-HT2 é constituída por três subtipos, nomeadamente 5-HT2A, 5-HT2B e 5-HT2C. O 5-HT2C era anteriormente designado por 5-HT1C antes de ser reconhecida a sua semelhança estrutural com os membros da família 5-HT2. As três são moléculas de proteína única com 458 - 471 aminoácidos, com uma homologia global de aproximadamente 50%, que aumenta para 70-80% nos sete domínios transmembranares. Pensa-se que as três estão ligadas ao sistema de transdução de sinal de hidrólise de fosfoinositol *através da* subunidade a da proteína Gq. Nas células endoteliais da artéria pulmonar humana, a estimulação do recetor 5-HT2C provoca a libertação de cálcio intracelular *através de* um mecanismo independente da hidrólise do fosfatidilinositol (**Hagan *et al.*, 1995**). O recetor 5-HT2A, anteriormente designado por recetor 5HT2, está localizado no cromossoma humano 13q14-q21 e encontra-se amplamente distribuído nos tecidos periféricos. Medeia as respostas contrácteis de preparações de músculo liso vascular, urinário, gastrointestinal e uterino, a agregação plaquetária e o aumento da permeabilidade capilar em tecidos de roedores e humanos (**Hoyer *et al.*, 1994**). O recetor 5-HT2B localizado no cromossoma 2q36-2q37.1 medeia a contração do fundo do estômago do rato e o relaxamento dependente do endotélio das veias jugulares do rato e do gato e, possivelmente, da artéria pulmonar do porco, *através da* libertação de óxido nítrico (**Choi e Maroteaux, 1996**). O ARNm do recetor 5-HT2B foi detectado no cólon e no intestino delgado do rato, da ratazana e da cobaia. Recentemente, foram utilizados anticorpos específicos para o recetor 5-HT2C para demonstrar a presença da proteína do recetor no plexo coroide (densidade mais elevada) e, a um nível inferior, no córtex cerebral, hipocampo, estriado e substância negra do rato e uma distribuição semelhante no homem. O recetor foi mapeado no cromossoma humano Xq24. Não foram registadas variantes de splice, mas o recetor é suscetível de sofrer modificações pós-tradução, podendo os resíduos de adenosina ser representados por guanosina na segunda ansa, o que dá origem a 4 variantes.

Recetor 5-HT3

O local de ligação do recetor 5-HT3 está amplamente distribuído tanto a nível central como periférico e foi detectado em várias células derivadas de neurónios. As densidades mais elevadas encontram-se na área postrema, no núcleo do trato solitário, na substância gelatinosa e nos núcleos do tronco cerebral inferior. Também se encontra em áreas cerebrais superiores, como o córtex, o hipocampo, a amígdala e a habênula medial, mas em densidades mais baixas. Ao contrário de outros receptores 5-HT, as subunidades do recetor 5-HT3 formam um canal catiónico pentamérico que é seletivamente permeável aos iões Na+, K+ e Ca++, causando despolarização. O recetor 5-HT3 é um membro de uma superfamília de canais iónicos ligados a ligandos, que inclui o recetor nicotínico da acetilcolina (AChR) muscular e neuronal, o recetor da glicina e o recetor do ácido y aminobutírico de tipo A (**Ortells e Lunt, 1995**). Tal como os outros membros desta superfamília de genes, o recetor 5HT3 apresenta um elevado grau de semelhança de sequência e, por conseguinte, presumivelmente homologia estrutural com o AchR (**Maricq *et al.*, 1991**).

Recetor 5-HT4

Os estudos de ligação aos receptores estabeleceram que o recetor 5-HT4 está altamente concentrado em zonas do cérebro do rato associadas à função dopaminérgica, como o striatum, os gânglios basais e o nucleus accumbens. Estes receptores estão também localizados em interneurónios GABAérgicos ou colinérgicos e/ou em projecções GABAérgicas para a substância negra (**Patel *et al.*, 1995**). O recetor está funcionalmente acoplado à proteína G.

Recetor 5-HT5

Dois receptores 5-HT identificados a partir de cDNA de rato e clonados apresentaram 88% de homologia global da sequência, mas não estavam estreitamente relacionados com qualquer outra família de receptores 5-HT (**Erlander *et al.*, 1993**). Estes receptores foram assim classificados como 5-HT5A e 5-HT5B e os seus ARNm foram localizados no homem. Nas células que exprimem o local clonado do 5-HT5A do rato, o recetor foi ligado negativamente à adenilil ciclase e actua como autoreceptor terminal no córtex frontal do rato (**Wisden *et al.*, 1993**).

Recetor 5-HT6

Tal como o recetor 5-HT5, o recetor 5-HT6 foi clonado a partir do cADN do rato com base na sua homologia com receptores acoplados à proteína G previamente clonados. O recetor do rato é constituído por 438 aminoácidos com sete domínios transmembranares e está acoplado positivamente à adenilil ciclase *através da* proteína Gs G. O gene humano foi clonado e tem 89% de homologia de sequência com o seu equivalente do rato e está acoplado à adenilil ciclase (**Kohen *et al.*, 1996**). O ARNm do 5-HT6 do rato e do homem está localizado no striatum, na amígdala, no núcleo accumbens, no hipocampo, no córtex e no tubérculo olfativo, mas não foi encontrado nos órgãos periféricos estudados (**Kohen *et al.*, 1996**).

Recetor 5-HT7

O recetor 5-HT7 foi clonado a partir de cDNA de ratos, ratinhos, porquinhos-da-índia e humanos e está localizado no cromossoma humano 10q23.3-q24.4. Apesar de um elevado grau de homologia interespécies (95%), o recetor tem baixa homologia (<40%) com outros subtipos de receptores 5-HT. O recetor humano tem uma sequência de 445 aminoácidos e parece formar um recetor com sete domínios transmembranares.

Estrutura do recetor 5-HT2C

O recetor 5-HT2C foi identificado como um local de ligação tritiado-5-HT no plexo coroide, tecido envolvido na produção de LCR de várias espécies que também pode ser marcado por mesulergina tritiada e dietilamida do ácido lisérgico tritiada (LSD). Inicialmente, este local foi considerado como um novo membro da família de receptores 5-HT1 e denominado 5-HT1C, devido à sua elevada afinidade para [3H]5-HT (**Pazos *et al.*, 1999**). No entanto, após a clonagem do recetor e a disponibilização de mais informações sobre as suas características, foi aceite uma mudança para a família de receptores 5-HT2 e a reclassificação como receptores 5-HT2C (**Humphrey *et al.*, 1993**). A clonagem parcial do recetor 5-HT2C do rato foi logo seguida pela sequenciação do clone completo no rato (**Julius *et al.*, 1989**), no rato (**Yu *et al.*, 1991**) e no ser humano (**Saltzman *et al.*, 1991**). Além disso, foi observada uma variante de splice do recetor 5-HT2C em tecidos cerebrais da ratazana, do rato e do ser humano (**Canton *et al.*, 1996**). O significado funcional desta variante não é, no entanto, claro, uma vez que o produto proteico é truncado e carece de um local de ligação à 5-HT. Mais recentemente, foi referido que o ARNm do 5-HT2C sofre uma edição pós-transcricional para produzir múltiplas isoformas do recetor 5-HT2C com diferentes distribuições no cérebro. Em termos funcionais, este facto é potencialmente de grande importância, uma vez que as sequências de aminoácidos previstas a partir das transcrições do ARNm indicam que as isoformas, se expressas endogenamente em quantidades significativas no tecido cerebral, têm propriedades reguladoras e farmacológicas diferentes (**Burns** *et al.,* **1997**). O gene para o recetor 5-HT2C está localizado no cromossoma X humano na posição q 24 (Xq24). O gene do recetor 5-HT2C tem três intrões em vez de dois, como no caso dos receptores 5-HT2A e 5-HT2B, produzindo um produto proteico com oito regiões transmembranares em vez de sete, o que, a ser comprovado, seria invulgar para um recetor acoplado à proteína G (**Yu** *et al.,* **1991**). Existe uma elevada homologia de sequência, >80% nas regiões transmembranares, entre os receptores 5-HT2C do rato, da ratazana e do ser humano. Os receptores 5-HT2C do rato e da ratazana possuem seis potenciais locais de N-glicosilação, quatro dos quais são conservados na sequência humana. O recetor 5-HT2C do rato tem oito resíduos de serina/treonina que representam possíveis locais de fosforilação, todos eles conservados na sequência humana (**Barnes e Sharp, 1999**).

Efeitos funcionais mediados *pela* transdução de sinal do recetor 5-HT2C

A ligação do agonista ao recetor 5-HT2C ativa a fosfolipase C *através da* ativação de uma proteína G (Gq11). A fosfolipase C catalisa a hidrólise do fosfatidilinositol-4,5-bisfosfato em inositol 1,4,5-trifosfato e diacilglicerol. O inositol 1,4,5-trifosfato, actuando como um segundo mensageiro, difunde-se através do citoplasma celular e estimula a libertação de cálcio sequestrado no retículo endoplasmático que, por sua vez, ativa numerosos processos celulares através da intermediação da calmodulina e dos seus homólogos. O diacilglicerol permanece associado à membrana plasmática, onde ativa a proteína quinase C para fosforilar e, assim, modular as actividades de várias proteínas celulares. Foi sugerido que os receptores 5-HT2C no plexo coroide podem regular a formação do LCR devido à sua capacidade de mediar a formação do monofosfato de guanosina cíclico (GMPc) (**Boess** *e* **Martin, 1994; Kaufman** *et al.,* **1995**). Eventos genéticos e moleculares regulam a criação de variantes dos receptores 5-HT2A e 5-HT2C cuja diversidade tem um significado funcional importante. A identidade global da sequência entre os receptores 5-HT2A e 5-HT2C é bastante elevada e não é surpreendente que os mecanismos de regulação destes dois receptores sejam semelhantes. Há, no entanto, uma diferença notável entre estes dois receptores, que envolve a edição do ARN, um mecanismo para gerar diversidade molecular através da alteração do código genético ao nível do ARN. O recetor 5-HT2C é o único recetor conhecido acoplado à proteína G cujo ARNm sofre edição pós-transcricional para produzir diferentes isoformas de receptores (**Sander-Bush** *et al.,* **2003**). As diferentes isoformas do recetor 5-HT2C geradas a partir da edição do ARN demonstraram uma dinâmica alterada da libertação de cálcio induzida por agonistas. Estas distinções na libertação de cálcio induzida por agonistas implicam que os receptores 5-IIT2C editados podem produzir respostas fisiológicas distintas no SNC (**Price *e* Sanders-Bush, 2000**). Foi demonstrado que os locais de edição estão localizados na segunda alça intracelular, que contém uma sequência de consenso para a interação com a proteína G (**Niswender *et al.*, 1999**). Por conseguinte, é evidente que as alterações da sequência de aminoácidos afectam a capacidade de acoplamento entre o recetor e a sua proteína. A este respeito, foi recentemente referido que a depleção de serotonina aumenta a expressão das isoformas de ARNm 5-HT2C que codificam receptores com maior sensibilidade à serotonina. Estes resultados indicam que a edição do mRNA serve como um mecanismo através do qual a atividade do recetor 5-HT2C é estabilizada face à alteração do input serotoninérgico sináptico (**Gurevich *et al.*, 2002**).

Serotonina e receptores de serotonina na epilepsia

O reconhecimento geral de que a serotonina desempenha um papel nos mecanismos epilépticos baseia-se em várias linhas de evidência de estudos efectuados tanto em modelos animais de epilepsia como em seres humanos. No modelo de epilepsia generalizada do rato geneticamente propenso à epilepsia (GEPR), verifica-se uma diminuição da concentração cerebral de serotonina (**Dailey *et al.*, 1989**), bem como uma diminuição do Vmax de captação de [3H] serotonina pelos sinaptossomas e da atividade da triptofano hidroxilase (**Statnick *et al.*, 1996**). Os tratamentos farmacológicos que facilitam a neurotransmissão serotoninérgica inibem as crises em muitos modelos animais de epilepsia, incluindo o rato GEPR, o modelo de eletrochoque máximo, a administração de pentilenotetrazol, o kindling e microinjecções de bicuculina no córtex piriforme anterior (área tempestas) (**Statnick *et al.*, 1996**). Inversamente, a redução das concentrações cerebrais de serotonina conduz a um aumento da suscetibilidade a convulsões em modelos animais de epilepsia (**Wenger *et al.*, 1973, Lazarova *et al.*, 1983**), bem como em seres humanos. No tecido cerebral humano removido cirurgicamente para controlo das crises, verificou-se que o nível de 5-HIAA, que é um produto de degradação da serotonina, era mais elevado no córtex temporal com espasmos activos do que no tecido normal (**Pintor *et al.*, 1990**). Por último, foi detectado um aumento da imunorreactividade da serotonina no tecido cerebral epilético humano ressecado para controlo da epilepsia (**Trottier *et al.*, 1996**). A neurotransmissão serotoninérgica exerce uma influência considerável na função hipocampal. É fortemente influenciada pelas projecções serotoninérgicas provenientes dos núcleos da rafe do mesencéfalo (**Moore *e* Halaris, 1975; Lidov *et al.*, 1980**), que modulam a atividade eléctrica do hipocampo, os comportamentos dependentes do hipocampo e a potenciação a longo prazo (LTP), uma forma de plasticidade hipocampal que tem sido implicada na formação da memória (Winson, 1980; Bliss *et al.*, 1983). Os estudos da modulação serotoninérgica da função hipocampal têm sido complicados pela heterogeneidade acentuada dos subtipos de receptores 5-HT, com pelo menos 14 subtipos distintos expressos no sistema nervoso central. A determinação da contribuição de cada um dos subtipos de receptores 5-HT para a regulação serotoninérgica da função hipocampal é dificultada pela escassez de fármacos selectivos dos subtipos (8-12). Estudos indicam que a 5-HT hiperpolarizou consistentemente os neurónios CA3 do hipocampo tratados com teofilina e aboliu a atividade epileptiforme induzida pela teofilina. Os esforços para determinar os mecanismos através dos quais os sistemas de serotonina (5-HT) regulam a excitabilidade do SNC têm sido complicados pela acentuada diversidade de subtipos de receptores 5-HT e pela escassez de agonistas e antagonistas selectivos disponíveis. Foram identificados pelo menos 14 subtipos distintos de receptores 5-HT no SNC e existem poucos agentes farmacológicos selectivos disponíveis para determinar os papéis funcionais de cada subtipo de recetor. Os receptores 5-HT1A centrais funcionam tanto como autorreceptores pré-sinápticos somatodendríticos nos núcleos da rafe como como receptores pós-sinápticos em áreas de campo terminal como o hipocampo e muitos têm características funcionais e reguladoras diferentes, dependendo das estruturas inervadas (**Barnes *et al.*, 1999**). Nos núcleos da rafe, a ativação dos auto-receptores 5-HT1A produz a inibição dos neurónios serotoninérgicos e diminui a libertação e a neurotransmissão de 5-HT. Em contrapartida, a ativação dos receptores 5-HT1A pós-sinápticos no hipocampo aumenta a neurotransmissão de 5-HT (**Clarke *et al.*, 1996**). Os auto-receptores somatodendrícos 5-HT1A e os receptores pós-sinápticos diferem na sua resposta adaptativa à estimulação prolongada durante o tratamento a longo prazo com inibidores selectivos da recaptação da serotonina (ISRS), como a fluoxetina, que tem efeitos anti-convulsivos em vários modelos (**Hernandez *et al.*, 2002**). O efeito da fluoxetina não depende dos receptores GABA, é mediado por múltiplos subtipos de receptores e apresenta variações regionais (**Pasini *et al.*, 1996**). Os ratos tratados a longo prazo com fluoxetina apresentaram uma dessensibilização dos auto-receptores somatodendrícos 5-HT1A no núcleo dorsal da rafe, mas não dos receptores 5-HT1A pós-sinápticos no hipocampo (**Le Poul *et al.*, 2000**). A ativação do recetor 5-HT1A provoca uma resposta de hiper polarização da membrana relacionada com o aumento da condutância de potássio (**Beck *et al.*, 1991**) e tem um efeito anticonvulsivo em vários modelos experimentais de convulsões *in vivo* e *in vitro*. Incluindo convulsões induzidas pelo hipocampo em gatos, convulsões induzidas pelo ácido caínico intrahipocampal em ratos que se movem livremente e convulsões induzidas pela picrotoxina-bicuculina e pelo ácido caínico em preparações de fatias de hipocampo de ratos (**Wada *et al.*, 1992**). Os efeitos anticonvulsivos da ativação dos receptores 5-HT1A diferem de região para região e de modelo para modelo. A 5-HT inibe a atividade epileptiforme induzida por um baixo teor de Mg2+, através da redução dos potenciais pós-sinápticos excitatórios mediados pelos receptores NMDA no subículo e no córtex entorrinal, mas não nas áreas CA3 e CA1 do hipocampo (**Behr *et al.*, 1996**). O modelo de rato geneticamente propenso à epilepsia (GEPR) ilustra os efeitos da 5-HT na suscetibilidade às crises. Os GEPR têm uma densidade reduzida de receptores 5-HT1A no hipocampo em comparação com os ratos de controlo não epilépticos (**Statnick *et al.*, 1996**). Além disso, o SSRI sertralina produz uma redução dependente da dose na intensidade das crises audiogénicas nos GEPR, correlacionando-se com o aumento das concentrações talâmicas extracelulares de 5-HT (**Yan *et al.*, 1995**). No entanto, o modelo é complexo e outros neurotransmissores desempenham um papel, uma vez que a ativação do recetor 5-HT aumenta a libertação de catecolaminas (**Yan *et al.*, 1998**). Foi referido que o recetor 5-HT1B inibe a libertação de GABA no tegmento ventral do rato e que a ativação do recetor 5-HT1B/1D aumenta a libertação de dopamina no núcleo accumbens (**Yan *et al.*, 2001**). Outros subtipos de receptores têm recebido menos atenção. Um estudo sugeriu um papel excitatório dos receptores 5-HT3 num modelo de kindling em ratos (**Wada *et al.*, 1997**). Vários modelos de ratinhos knock out sugerem uma relação entre a 5-HT, a disfunção do hipocampo e a epilepsia. Os ratinhos knockout 5-HT1A apresentam limiares de convulsão mais baixos e maior letalidade em resposta à administração de ácido caínico. Além disso, os ratinhos 5-HT1A knockout demonstram uma aprendizagem dependente do hipocampo prejudicada e comportamentos relacionados com a ansiedade reforçados. As interacções entre os neurotransmissores serotoninérgicos e outros contribuem para o fenótipo comportamental (Sarnyai *et al*, 2000). 5- Os ratinhos com um recetor HT2C nocaute apresentam uma combinação de obesidade e convulsões induzidas pelo som. Outros tipos de receptores não estão alterados neste modelo, o que sugere que os efeitos clínicos são específicos do subtipo de recetor (**Heiser *et al.*, 1998**). Em contraste, a ativação dos receptores 5-HT2C potencia as convulsões induzidas pela cocaína (**O'Dell *et al.*, 2000**). Foi registada a regulação positiva dos receptores 5-HT2C no tronco cerebral, o que induz a estimulação simpática (**Pyroja *et al.*, 2007**).

Receptores 5-HT2C e Epilepsia

A distribuição dos receptores 5-HT2C e a ação de fármacos não selectivos levaram a especular que estes receptores participam no processamento e na integração da informação sensorial, na regulação do sistema monoaminérgico central e na modulação da regulação neuroendócrina, no comportamento alimentar, na ansiedade e na produção de líquido cefalorraquidiano. Os ratinhos desprovidos de receptores 5-HT2C apresentam um fenótipo epilético (**Tecott *et al.*, 1995**) associado a convulsões espontâneas esporádicas que, ocasionalmente, resultam em morte. Assim, os receptores 5-HT2C estão envolvidos na excitabilidade da rede neuronal, o que altera o limiar da atividade convulsiva. Os ratinhos que não possuem estes receptores apresentam uma excitabilidade focal aumentada e uma propagação facilitada da atividade convulsiva no sistema convulsivo do prosencéfalo. Estes ratinhos também apresentam limiares mais baixos para a expressão de convulsões generalizadas do tipo tónico ou clónico. É importante notar que o antagonista dos receptores 5-HT, mesulergina (2 ou 4 mg/Kg), administrado antes do teste de eletrochoque, recapitulou o fenótipo mutante em ratinhos de tipo selvagem, o que sugere que os perfis de suscetibilidade a convulsões observados em ratinhos deficientes em 5-HT2C não são secundários a anomalias de desenvolvimento causadas pela eliminação do gene (**Applegate *e* Tecott, 1998**). Em conjunto, estes dados implicam fortemente um papel para a serotonina e os receptores 5-HT2C na modulação da excitabilidade da rede neuronal e na propagação de convulsões em todo o SNC. Foi observada uma redução da atividade convulsiva com os agonistas dos receptores 5-HT2C meta-clorofenilpiperazina (mCPP) e monocloridrato de 3-trifluorometilfenilpiperazina (TFMPP) quando microinjectados bilateralmente na substância negra do rato. Isto indica que os receptores 5-HT2C na substância negra contribuem para a regulação das convulsões (**Gobert *et al.,* 2000; Hutson *et al.,* 2000**). Os receptores 5-HT2C da serotonina, que desempenham um papel importante no controlo do humor, da recompensa, da função motora e do apetite, estão implicados na etiologia e no tratamento da depressão, da ansiedade, da esquizofrenia e de outras perturbações psiquiátricas (**Giorgetti *e* Tecott, 2004; Millan, 2005; Di Giovanni *et al.,* 2006; Dutton *e* Barnes, 2006**). O estado funcional dos receptores 5-HT2C é elevado em doentes deprimidos, em modelos de depressão em ratos e após depleção experimental de 5-HT (**Heslop *e* Curzon, 1999; Millan, 2006**).

Glutamato

O glutamato é um neurotransmissor excitatório rápido no SNC e demonstrou-se que, juntamente com o GABA, interage principalmente com receptores na fenda sináptica (**Dingledine *et al.,* 1999**). O L-Glutamato é um aminoácido dicarboxílico não essencial sintetizado principalmente a partir do 2-oxoglutarato por reacções de transaminação. O glutamato tem fortes efeitos excitatórios nos neurónios. Os sistemas de captação de alta afinidade transportam-no para as terminações nervosas. A ocorrência dos seus receptores é conhecida a partir dos locais onde o glutamato radiomarcado se liga seletivamente nas superfícies das células neurais e através da descoberta dos seus antagonistas. Ambos os procedimentos identificam e caracterizam os seus receptores nas células neuronais e gliais. Estes aminoácidos abrem canais de iões de sódio e potássio e provocam uma resposta excitatória rápida na maioria dos neurónios a uma concentração muito baixa (**Dingledine *et al.,* 1999**). A estimulação eléctrica de fatias de cérebro e de neurónios em cultura liberta glutamato de uma forma dependente do Ca2+. O glutamato é o principal neurotransmissor aminoácido excitatório nos neurónios centrais e

sistemas nervosos periféricos. A sua concentração no cérebro é mais elevada do que noutros tecidos corporais. No cérebro, a concentração de glutamato é 3 a 4 vezes maior do que a de aspartato, taurina ou glutamina. O aminoácido mais abundante nos sinaptossomas é o glutamato, seguido da glutamina, do aspartato, do ácido y-aminobutírico e da taurina. O glutamato não consegue atravessar a barreira hemato-encefálica. A principal fonte de carbono do glutamato é a glucose, com síntese de glutamato a partir da glucose e de outros metabolitos do ciclo do ácido cítrico. Parece, contudo, que a aspartato aminotransfcrasc c a glutaminasc são rcsponsávcis pcla maior partc da produção dc glutamato no tecido cerebral (**McGeer** *et al.*, **1987**).

As enzimas responsáveis pela síntese do glutamato encontram-se tanto nos neurónios como nas células gliais. Uma grande parte do glutamato presente no cérebro é produzida pelos astrócitos através da síntese *de novo* (**Hertz** *et al.*, **1999**), mas os níveis de glutamato nas células gliais são inferiores aos dos neurónios, 2-3 mM e 5-6 mM, respetivamente. Durante a neurotransmissão excitatória, as vesículas cheias de glutamato são acopladas a uma região especializada da membrana plasmática pré-sináptica conhecida como zona ativa. O acondicionamento e o armazenamento do glutamato nas vesículas neuronais glutamatérgicas requerem sistemas de captação vesicular de glutamato dependentes de Mg2+/ATP, que utilizam um gradiente eletroquímico de protões como força motriz. As substâncias que perturbam o gradiente eletroquímico inibem a captação de glutamato para as vesículas. A concentração de glutamato na vesícula chega a atingir 20-100 mM (**Nicholls e Attwell, 1990**). No tecido cerebral, baixas concentrações de glutamato e aspartato actuam como neurotransmissores, mas em concentrações elevadas estes aminoácidos actuam como neurotoxinas. Muitas experiências apoiaram o ponto de vista de que a extensão da libertação de glutamato durante as crises epilépticas é tão grande que a captação não é capaz de restabelecer a concentração normal de glutamato e o excesso de glutamato espalha-se por difusão, activando os neurónios *através de* receptores extra-sinápticos.

O aumento da transmissão glutamatérgica é considerado como uma das possíveis causas da origem das convulsões (**Bradford, 1995**). A maior parte dos danos induzidos pela atividade convulsiva é gerada por

excitotoxicidade induzida pela neurotransmissão glutamatérgica. Ativa dois tipos principais de receptores pós-sinápticos: (i) os receptores de glutamato ionotrópicos (iGluRs), que são canais ligados a ligandos, e ii) os receptores de glutamato metabotrópicos (mGluRs), que são receptores ligados a proteínas de ligação a GTP. A acumulação extracelular de glutamato resulta na morte neuronal através da ativação de receptores de glutamato ionotrópicos sensíveis a NMDA ou AMPA-KA (**Choi, 1988**). Os receptores ionotrópicos de glutamato dividem-se em três subtipos principais, com base na sua afinidade pelos análogos estruturais selectivos do glutamato, nomeadamente pelo N-metil-Daspartato (NMDA). É feita uma distinção entre os receptores de glutamato activados pelos receptores NMDA e os que não são activados pelos receptores NMDA, os receptores não NMDA. Estudos de clonagem demonstraram que estes receptores não-NMDA podem ainda ser distinguidos em receptores AMPA e cainato.

Glutamato e receptores de glutamato na epilepsia

O glutamato pode causar convulsões quando administrado focalmente ou por via sistémica a animais experimentais. O glutamato exerce a sua ação excitatória *através de* canais iónicos ligados a ligandos, receptores NMDA e não NMDA, para aumentar a condutância do sódio e do cálcio. Existem interacções reguladoras recíprocas entre a ativação dos receptores glutamatérgicos e outros sistemas transmissores, o transporte de iões, a ativação de genes e a modificação dos receptores. A flexibilidade e a complexidade destas interacções colocam a transmissão mediada pelo glutamato numa posição central para modular o limiar excitatório das vias envolvidas na geração de convulsões. Todas as classes de antagonistas dos receptores NMDA, antagonistas NMDA competitivos, antagonistas do sítio do canal, antagonistas do sítio da glicina, antagonistas do sítio da poliamina, bem como antagonistas AMPA/kainato competitivos e não competitivos, apresentam propriedades anticonvulsivantes de largo espetro em modelos animais de epilepsia aguda e crónica, com diferentes graus de efeitos secundários comportamentais, que vão de mínimos para alguns dos antagonistas NMDA competitivos ou do sítio da glicina, a extensos para alguns dos antagonistas NMDA de canal aberto de elevada afinidade. Os ratinhos transgénicos com uma subunidade do recetor AMPA deficiente em edição, GluR2, apresentam epilepsia de início precoce. A subunidade GluR2 confere um bloqueio quase completo da condutância do cálcio nos receptores AMPA homoméricos ou heteroméricos. Tanto o nível de receptores GluR2 como o processo de edição do ARN são significativamente reduzidos e a correspondente corrente de cálcio evocada por AMPA nos neurónios piramidais aumenta significativamente, de acordo com a maior suscetibilidade a convulsões nestes ratos (**Brusa *et al.,* 1995**). Os transportadores de glutamato neuronais (EAAC-1) e gliais (GLT-1 e GLAST) facilitam a recaptação do glutamato e do aspartato após a libertação sináptica. Uma regulação negativa dos transportadores de glutamato seria compatível com o aumento da atividade excitatória. Os ratinhos transgénicos com GLT-1 nocaute apresentam uma atividade epilética espontânea (**Tanaka *et al.,* 1997**) e os ratinhos tratados cronicamente com sondas anti-sentido para EAAC-1 apresentam níveis reduzidos de transportadores e um aumento da atividade epilética. As alterações registadas nos receptores e transportadores de glutamato na sequência de epilepsia crónica ou sustentada são menos consistentes e frequentemente de natureza transitória; algumas destas alterações reflectem padrões de perda de células. Um aumento funcional dos receptores NMDA é observado em ratos com amígdala e em tecido ressecado de humanos com epilepsia do lobo temporal. As alterações moleculares no recetor NMDA responsáveis por esta regulação funcional positiva não estão claramente definidas, mas envolvem provavelmente uma fosforilação alterada. Foram registadas alterações na edição da subunidade GluR2 AMPA em hipocampos ressecados de alguns doentes com epilepsia refractária. Os níveis de ARNm de várias subunidades AMPA também estão alterados em ratos com epilepsia e em ratos após uma atividade convulsiva sustentada evocada por cainato ou pilocarpina.

Receptores ionotrópicos - Receptores NMDA

A descoberta de agonistas e antagonistas potentes e selectivos deu origem a uma vasta informação sobre o complexo recetor-canal NMDA (**Wood *et al.*, 1990**). Este é constituído por quatro domínios:- (1) o local de reconhecimento do transmissor com o qual o NMDA e o L-glutamato interagem; (2) um local de ligação de catiões localizado no interior do canal onde o Mg2+ se pode ligar e bloquear os fluxos de iões transmembranares; (3) um local de ligação da PCP que requer a ligação do agonista ao local de reconhecimento do transmissor, interage com o local de ligação do catião e ao qual se ligam vários anestésicos dissociativos PCP e cetamina, o opiato de nalilnormetazocina (SKF-10047) e o MK-801, funcionando como bloqueadores do canal aberto; e (4) um local de ligação da glicina que parece modular alostericamente a interação entre o local de reconhecimento do transmissor e o local de ligação da PCP. O NMDA é modulado alostericamente pela glicina, um co-agonista cuja presença é um requisito absoluto para a ativação do recetor. A clonagem molecular permitiu identificar até à data cDNAs que codificam as subunidades NR1 e NR2A, B, C, D do recetor NMDA, cujas sequências de aminoácidos deduzidas são idênticas em 18% para NR1 e NR2, 55% para NR2A e NR2C ou 70% para NR2A e NR2B. A mutagénese dirigida por sítios revelou que a subunidade NR2 contém o local de ligação do glutamato no domínio N-terminal e na ansa extracelular entre os segmentos membranares M3 e M4, ao passo que os domínios homólogos da subunidade NR1 contêm o local de ligação do co-agonista glicina. O funcionamento normal do complexo do recetor NMDA depende de um equilíbrio dinâmico entre os vários componentes do domínio. A perda de equilíbrio durante a perturbação da membrana causa o mau funcionamento de todo o sistema e resulta em níveis anormais de glutamato na fenda sináptica (**Olney, 1989**). Uma consequência importante da ativação dos receptores NMDA é o influxo de Ca2+ nos neurónios (**Murphy e Miller, 1988**). A evidência colectiva sugere que, quando a membrana é despolarizada, o bloqueio de Mg2+ é aliviado e o recetor pode ser ativado pelo glutamato. A ativação do recetor NMDA requer, portanto, a associação de dois eventos sinápticos: a despolarização da membrana e a libertação de glutamato. Esta propriedade associativa fornece a lógica para o papel do recetor NMDA na integração sensorial, na função de memória, na coordenação e programação da atividade motora (**Collingridge e Bliss, 1987;** associado à sinaptogénese e à plasticidade sináptica.

Efeitos funcionais mediados *pela* transdução de sinal do recetor NMDA

A classe de receptores de glutamato NMDA tem um papel fundamental na indução da potenciação a longo prazo (LTP), uma modificação sináptica que codifica algumas formas de memória a longo prazo. No entanto, os antagonistas dos receptores NMDA perturbam uma série de processos mentais (**Caramanos e Shapiro, 1994**) que não dependem da memória de longo prazo. Interferem na memória de trabalho (**Krystal *et al.*, 1994**), uma forma de memória de curta duração que é mantida pela atividade neuronal e não por modificações sinápticas. Este facto sugere que existem funções desconhecidas do canal do recetor NMDA. A memória de trabalho é armazenada pelo disparo contínuo de um subconjunto de neurónios específicos da memória em redes do córtex pré-frontal

(**Funahashi** *et al.,* **1989**). Pensa-se que o disparo é mantido por um processo reverberatório (**Amit** *et al.,* **1994**) em que os neurónios activos se excitam seletivamente uns aos outros através de ligações recorrentes. Pensa-se que o recetor NMDA no prosencéfalo modula algumas formas de formação da memória, sendo a subunidade NR2B particularmente relevante para este processo.

Receptores NMDA e Epilepsia

Vários estudos demonstraram um aumento da densidade dos receptores NMDA hipocampais e corticais em alguns modelos animais de epilepsia (**Yeh** *et al.,* **1989**). Este aumento da regulação reflecte um mecanismo molecular que mantém a hiperexcitabilidade neuronal no decurso da doença epilética e está implicado em terapias direccionadas para os receptores NMDAR no tratamento de perturbações convulsivas (**Kalia** *et al.,* **2008**). A epileptogénese provoca uma diminuição dependente de NMDA/Ca2+ da atividade da proteína quinase II dependente de Ca2+/calmodulina num modelo de cultura neuronal do hipocampo de descargas epileptiformes recorrentes espontâneas. Quando a atividade epileptiforme é induzida de forma aguda in vitro, o bloqueio parcial transitório do influxo de cálcio mediado pelos receptores NMDA conduz a uma despotenciação selectiva a longo prazo das sinapses envolvidas na atividade epilética, bem como a uma redução da probabilidade de ocorrência de novas actividades epileptiformes. No entanto, em densidades pós-sinápticas isoladas de neocórtex epilético de humanos e ratos, verificou-se que os componentes do complexo recetor NMDA estavam desregulados (**Wyneken** *et al.,* **2003**).

Receptores Metabotrópicos de Glutamato

Os receptores glutamatérgicos metabotrópicos (mGlu) distribuem-se por todo o SNC e estão envolvidos numa série de mecanismos fisiológicos, incluindo a memória, a aprendizagem e o controlo motor. Os mGluRs constituem uma nova família de receptores acoplados à proteína G, que se caracterizam por um grande domínio N-terminal de ligação ao ligando e sete domínios transmembranares responsáveis pelo acoplamento à proteína G. A segunda alça intracelular dos mGluRs determina a especificidade do acoplamento à proteína G, enquanto outras alças intracelulares contribuem para a eficiência do acoplamento. Isto difere um pouco de outras famílias de receptores acoplados à proteína G. Os receptores glutamatérgicos metabotrópicos são classificados em três grupos com base na homologia da sua sequência de aminoácidos, nos mecanismos de transdução de sinal e na farmacologia (**Pin e Duvoisin, 1995**). Os receptores mGlu do grupo I (mGlu1/5) estão acoplados positivamente à fosfolipase C (PLC) e induzem a hidrólise do fosfoinositídeo e a libertação das reservas intracelulares de Ca2+. Os receptores mGlu do grupo II (mGlu2/3) estão acoplados negativamente à adenilato ciclase (AC) e demonstraram inibir a produção de AMPc e o influxo de Ca2+. Pensa-se que os receptores mGlu do grupo III (mGlu4, 68) estão acoplados de forma semelhante à AC e inibem a produção de cAMP. Existem pelo menos oito receptores metabotrópicos de glutamato (mGluR1-8) no tecido cerebral. São membros da família do grupo C de receptores acoplados à proteína G (GPCR) (**Bonsi et al., 2005**). Com base na homologia da sequência, na farmacologia do agonista e no acoplamento a mecanismos de transdução intracelular, os receptores metabotrópicos são classificados em três grupos. No passado recente, acumularam-se provas a favor de um papel central dos receptores mGlu do grupo I (Bonsia, 2008). O grupo I é constituído pelos receptores mGluR1 e mGluR5, incluindo as suas variantes. Estes receptores estão acoplados a uma via de sinalização intracelular de fosfato de inositol/Ca2+. Estes receptores encontram-se nas membranas pós-sinápticas (**Endoh, 2004**). Em geral, os mGluRs do grupo I tendem a aumentar a excitabilidade neuronal através da inibição das condutâncias de potássio e da ativação de correntes catiónicas não selectivas. Inversamente, os mGluRs dos grupos II e III reduzem a excitabilidade neuronal através da ativação de correntes de potássio. Estão envolvidos na modulação da permeabilidade dos canais de Na+ e

canais de K+. A sua ação pode ser excitatória, aumentando a condutância e provocando a libertação de mais glutamato da célula pré-sináptica, mas também aumentam os potenciais pós-sinápticos inibitórios (**Chu e Hablitz, 2000**). Podem também inibir a libertação de glutamato e modular os canais de Ca2+ dependentes da voltagem (**Endoh, 2004**). Os receptores glutamatérgicos metabotrópicos mGlu5 têm sido implicados na regulação das convulsões e têm sido sugeridos como um alvo contra o qual pode ser possível a descoberta de novos anticonvulsivantes. No entanto, a literatura experimental não é consistente na comunicação da eficácia anticonvulsivante dos antagonistas dos receptores mGlu5. Mas os estudos não apoiam a ideia de que os receptores mGlu5 desempenham um papel tão importante no controlo das crises como se especulava anteriormente.

Transportador de glutamato

O transporte de glutamato é o principal mecanismo que controla os níveis de glutamato extracelular, prevenindo a excitotoxicidade e evitando danos neurais associados à epilepsia. (**Tanaka et al., 1997**). Os transportadores de glutamato estão localizados nas membranas dos terminais sinápticos e nos processos astrogliais que envolvem os complexos sinápticos (**Conti et al., 1998**). GLAST para transportador de glutamato-aspartato, (EAAT-1) para transportador de aminoácidos excitatórios-1 e GLT-1 para transportador de glutamato-1, EAAT-2 (**Arriza et al., 1994**) são transportadores astrogliais de glutamato, e EAAC1 para transportador de aminoácidos excitatórios-1, EAAT-3 , EAAT-4 e EAAT-5 (**Arriza et al., 1997**) são proteínas neuronais.

Transdução de sinais através de segundos mensageiros Inositol 1,4,5-trisfosfato (IP3)

Muitos estímulos biológicos, como os neurotransmissores, as hormonas e os factores de crescimento, activam a hidrólise do fosfatidil inositol 4,5-bisfosfato (PIP2) na membrana plasmática, que é hidrolisado pela fosfolipase C (PLC) para produzir IP3 e diacilglicerol (DAG). O IP3 medeia a libertação de Ca2+ das reservas intracelulares de Ca2+ ligando-se aos receptores de IP3 (IP3R). Os

IP3R são os canais intracelulares de Ca2+ ligados ao IP3 que estão principalmente presentes na membrana do retículo endoplasmático (RE). A sinalização de Ca2+ induzida pelo IP3 desempenha um papel crucial no controlo de diversos processos fisiológicos, como a contração, a secreção, a expressão genética e a plasticidade sináptica (**Berridge, 1993**). Em resposta a muitos estímulos, como neurotransmissores, hormonas e factores de crescimento, o PIP2 na membrana plasmática é hidrolisado pela PLC para produzir IP3 e diacilglicerol (DAG). O IP3 desempenha um papel dominante como molécula de segundo mensageiro para a libertação de Ca2+ das reservas intracelulares, enquanto o DAG ativa a proteína quinase C (PKC). Nas células de mamíferos, existem três subtipos de IP3R - IP3R1, IP3R2 e IP3R3 - que são expressos em graus variáveis em tipos de células individuais (**Taylor *et al.*, 1999**) e formam canais homotetraméricos ou heterotetraméricos. Em estudos anteriores, foi construído um vetor de plasmídeo contendo IP3R3 de rato de comprimento total ligado à proteína fluorescente verde GFP-IP3R3 e visualizada a distribuição de GFP-IP3R3 em células vivas (**Morita *et al.*, 2004**). As imagens confocais obtidas nestes estudos forneceram fortes indícios de que os IP3Rs se distribuem preferencialmente na rede do ER. Além disso, Morita *et al.* (2004) demonstraram que o GFP-IP3R3 expresso actua como um canal funcional de Ca2+ induzido por IP3. Frequentemente, os IP3Rs não estão uniformemente distribuídos na membrana, mas formam grupos discretos (**Bootman *et al.*, 1997**). Prevê-se que a distribuição agrupada dos IP3Rs seja importante no controlo dos eventos elementares de libertação de Ca2+, como os puffs e blips de Ca2+, que actuam como gatilhos para induzir os padrões espácio-temporais dos sinais globais de Ca2+, como as ondas e as oscilações. **Tateishi *et al.*, (2005)** relataram que o GFPIP3R1 expresso em células COS-7 se agrega em grupos na rede ER após estimulação agonista. Concluíram que a agregação do IP3R é induzida pela sua alteração conformacional induzida pelo IP3 para o estado aberto, e não pela libertação de Ca2+, porque os mutantes do IP3R1 que não sofrem uma alteração conformacional induzida pelo IP3 não conseguem formar agregados. No entanto, os seus resultados são inconsistentes com estudos efectuados por outros grupos (**Chalmers *et al.*, 2006**), que sugeriram que a formação de grupos de IP3R depende da elevação contínua da concentração intracelular de Ca2+. Assim, o mecanismo exato subjacente ao agrupamento de IP3R continua a ser controverso. Estudos efectuados por **Tojyo *et al.* (2008)** demonstraram que a ligação do IP3 ao IP3R, e não o aumento da [Ca2+]i, é absolutamente crítica para o agrupamento do IP3R. Também descobriram que a depleção das reservas intracelulares de Ca2+ facilita a geração de agrupamentos de IP3R induzidos por agonistas. Foi também demonstrado que os mGluRs do grupo I (subtipos mGluR1/5) afectam principalmente a mobilização intracelular de Ca2+ (**Bordi e Ugolini, 1999**). Para facilitar sequencialmente a libertação intracelular de Ca2+, os receptores do grupo I activam a fosfolipase C (PLC) ligada à membrana, que estimula a renovação dos fosfoinositídeos através da hidrólise do PIP2 em IP3 e diacilglicerol. O IP3 provoca então a libertação de Ca2+ das reservas intracelulares de Ca2+

(como o retículo endoplasmático) ligando-se a receptores específicos de IP3 na membrana das reservas de Ca2+ (**Berridge, 1993**). A alteração dos níveis de Ca2+ pode então levar à modulação de vastas actividades celulares.

Monofosfato de guanosina cíclico (cGMP)

A produção de GMPc tem sido associada à neurotransmissão, ao relaxamento do músculo liso vascular e à inibição da libertação de aldosterona da suspensão de células glomerulosa da suprarrenal. A via de transdução de sinal do GMPc mais amplamente estudada é a desencadeada pelo óxido nítrico (NO). Os efeitos do GMPc são principalmente mediados pela ativação de proteínas quinases dependentes do GMPc (PKGs). Foram identificadas duas PKGs distintas em mamíferos - PKG-I e PKG-II - bem como duas variantes de splice da PKG-I - PKG-Ia e -ip. No cérebro, a PKG-I é altamente expressa nas células de Purkinje do cerebelo e, em menor grau, nos neurónios espinhosos médios do estriado.) A PKG-II é uma proteína associada à membrana que é expressa em todo o cérebro. Os efeitos produzidos pela via de sinalização do GMPc modulam a plasticidade neural induzida pelos fármacos, conduzindo a alterações comportamentais (**Jouvert *et al.*, 2004**). A ativação do recetor NMDA aumenta o AMPc na região CA1 do hipocampo; este aumento é mediado pela adenilil ciclase dependente de Ca2+ calmodulina. O influxo de Ca2+ também estimula a sintase do óxido nítrico (NOS) dependente de Ca2+ calmodulina a produzir NO, que estimula a guanilil ciclase a produzir GMPc (Garthwaite, 1991). As vias dos nucleótidos cíclicos podem comunicar entre si para modular a síntese, a degradação e as acções umas das outras. O aumento do GMPc pode aumentar a atividade da PDE2 estimulada pelo GMPc para aumentar a hidrólise do AMPc, ou pode inibir a família da PDE3 e diminuir a hidrólise do AMPc (Pelligrino e Wang, 1998). O AMPc e o GMPc estão envolvidos na sinalização mediada pelo recetor NMDA em culturas neuronais corticais cerebrais e hipocampais. O influxo de Ca2+ *através do* recetor NMDA estimula a adenilil ciclase dependente de cálcio/calmodulina, levando à produção de cAMP. Este

O aumento do AMPc parece ser fortemente regulado pela PDE4. O influxo de Ca2+ também estimula a produção de NO e a subsequente ativação da guanilil ciclase, levando à produção de cGMP (**Suvarna e O'Donnell, 2002**).

Monofosfato de adenosina cíclico (cAMP)

O conceito de segundo mensageiro da sinalização nasceu com a descoberta do AMPc e da sua capacidade de influenciar o metabolismo, a forma das células e a transcrição de genes *através de* fosforilações reversíveis de proteínas. O AMPc é produzido a partir do ATP adenilil ciclase (AC) em resposta a uma variedade de sinais extracelulares, como hormonas, factores de crescimento e neurotransmissores. Níveis elevados de cAMP na célula levam à ativação de diferentes alvos do cAMP. Durante muito tempo, pensou-se que o único alvo do AMPc era a proteína quinase dependente do AMPc (cAPK), que se tornou um modelo de estrutura e regulação da proteína quinase.

Nos últimos anos, tornou-se claro que nem todos os efeitos do AMPc são mediados por uma ativação geral da cAPK . Foram descritas várias proteínas de ligação ao AMPc: a cAPK , o recetor de AMPc do *Dictyostelium discoideum,* que participa na regulação do desenvolvimento, os canais de nucleótidos cíclicos envolvidos na transdução de sinais olfactivos e visuais e os factores de troca de guanina activados por AMPc Epac 1,2 que activam especificamente a proteína G monomérica Rap (**Kawasaki *et al.,* 1998**).

Fisiopatologia da Epilepsia do Lóbulo Temporal

Estudos de EEG mostram que o hipocampo é uma das estruturas mais precoces a ser activada durante as crises. Além disso, a cura da epilepsia através da ressecção cirúrgica do hipocampo em indivíduos devidamente seleccionados levou à ideia de que a hiperexcitabilidade intrínseca ao hipocampo contribui para o desenvolvimento da epilepsia (**Bausch e McNamara, 1999**). Assim, não é surpreendente que, do ponto de vista dos mecanismos, a forma mais bem estudada de convulsão seja a atividade convulsiva no hipocampo. Relatórios recentes afirmam que diferentes populações neuronais reagem de forma diferente à indução de SE. Nalgumas áreas cerebrais, a maioria, se não todas, das células vulneráveis são perdidas após um insulto inicial, deixando apenas células relativamente resistentes e pouco espaço para mais danos ou perda de células (**Covolan *et al.,* 2006**).

Perda de células

A lesão mais frequente em doentes com ELT é a esclerose temporal mesial ou esclerose hipocampal, que consiste em gliose e perda neuronal no CA1, CA3 e no hilo do giro denteado. Este padrão típico de perda neuronal caraterístico da esclerose hipocampal (**Kapur *et al,* 1999**) pode ser produzido experimentalmente por convulsões repetidas ou prolongadas e resulta presumivelmente de danos excitotóxicos subsequentes à ativação excessiva dos receptores de glutamato (**Olney *et al.,* 1986; Sloviter *et al.,* 1994**). Existem semelhanças notáveis entre a patologia produzida em animais experimentais por convulsões prolongadas ou traumatismo craniano e as alterações patológicas observadas nos hipocampos de muitos doentes com ELT (Meldrum e Bruton, 1992). Sete dias e dois meses após o status epilepticus, os ratos apresentaram uma perda significativa de neurónios no núcleo pré-endopiriforme, na camada III do córtex piriforme intermédio e nas camadas II e III do córtex piriforme caudal (**Chen *et al.,* 2007**). Verifica-se uma perda extensa de neurónios do hilo dentado (**Bausch e Chavkin, 1997**) e de células piramidais do hipocampo. Os dados também demonstraram casos em que algumas células granulares de animais experimentais também são altamente vulneráveis. Foram igualmente documentados danos astrocíticos induzidos por convulsões. Curiosamente, em contraste com os muitos estudos que mostram a perda de células, um estudo recente descreveu um aumento da geração de células granulares do hipocampo como consequência de convulsões. A hipótese é que os astrócitos no tecido esclerótico activaram vias moleculares que podem levar a uma maior libertação de glutamato por estas células. Esta libertação de glutamato pode excitar os neurónios circundantes e provocar a atividade convulsiva (**Janigro, 2008**). A indução de epilepsia límbica resultou num aumento da proliferação de células granulares utilizando a marcação com bromodeoxiuridina. Assim, embora a morte de certas populações de células tenha sido sugerida como um evento principal durante ou como resultado da epileptogénese, há também provas de neurogénese. Mecanisticamente, a perda neuronal pode ocorrer com a participação ativa ou passiva de constituintes celulares. Este processo tem sido designado por apoptose ou necrose. A apoptose é uma forma de morte mediada por genes, caracterizada por características morfológicas específicas: condensação precoce da cromatina nuclear, compactação citoplasmática com encolhimento celular, fragmentação do ADN mediada por endonucleases em oligonucleossomas, formação de corpos apoptóticos e

organelos bem preservados. Em contraste, a necrose resultante de uma lesão súbita em que a célula é incapaz de manter a homeostase é caracterizada por uma vacuolização citoplasmática precoce antes de ocorrerem quaisquer alterações nucleares e está associada a uma resposta inflamatória. Parece que a morte neuronal epilética é principalmente, mas não exclusivamente, apoptótica. A estimulação repetitiva a longo prazo da via perfurante induziu apoptose nas células granulares, mas necrose nas células hilares e piramidais. As células granulares sobreviventes apresentaram deformações dendríticas e encolhimento (**Isokawa e Mello, 1991**).

Brotamento de axónios

Para além da perda neuronal, a segunda alteração morfológica induzida no hipocampo pelas convulsões é o brotamento dos axónios das células granulares dentadas, que são normalmente designadas por fibras musgosas. Isto ocorre tanto em modelos animais de epilepsia (**Bausch e Chavkin, 1997**) como na epilepsia humana. Acredita-se que a desnervação da camada molecular interna secundária à perda de células hilares constitui o estímulo inicial para o brotamento. Os axónios das fibras musgosas germinadas parecem estabelecer contactos sinápticos com as células granulares e as células GABAérgicas do cesto. Foi proposto que as convulsões induzem a expressão de genes neurotrópicos, que se sugere estarem subjacentes ao brotamento de axónios da camada de células granulares (Sutula *et al,* 1996). Foi estabelecido que os níveis de proteína do fator de crescimento nervoso (NGF) nas células granulares dentadas aumentam com a atividade convulsiva.

Gliose

A gliose reactiva ocorre em resposta a lesões, incluindo convulsões induzidas por pilocarpina, no SNC maduro. Uma manifestação saliente da gliose reactiva é o aumento da proteína glial fibrilar ácida (GFAP), uma subunidade proteica dos filamentos intermediários gliais que se encontra exclusivamente nos astrócitos do SNC (**Amaducci *et al.,* 1981**). A proliferação glial acompanha caraterísticamente a perda neuronal observada na esclerose do corno de Ammon e após vários insultos, incluindo o estado epilético, e contribui para a epileptogénese.

Alterações dendríticas

A degenerescência dendrítica é outro achado patológico comum na ELT e nos seus modelos animais. Os neurónios do hipocampo e do neocórtex de doentes com epilepsia focal crónica apresentam anomalias dendríticas dramáticas. A perda de espinhas dendríticas tem sido repetidamente relatada e tem sido sugerida como sendo mais grave com o aumento da duração de um distúrbio convulsivo. Os dendritos das células piramidais também apresentam inchaços varicosos em intervalos irregulares ao longo do seu comprimento. Foi estabelecido que, após as crises agudas iniciais, os neurónios sobreviventes sofrem alterações substanciais na morfologia e densidade dos dendritos e espinhas na fase crónica, durante a qual se estabelece o desenvolvimento gradual da crise espontânea. No modo animal da pilocarpina1 de epilepsia, a constante de tempo da membrana dos neurónios, que pode avaliar a área total da superfície das células e a extensão geográfica dos ramos dendríticos, foi significativamente reduzida nos ratos que sofreram muitas crises espontâneas na fase crónica. Isto sugere que quanto maior for a frequência de crises espontâneas, mais grave é a contração dendrítica local.

Brotamento de fibras musgosas e inibição prejudicada.

O brotamento de fibras musgosas é uma forma de reorganização sináptica no giro denteado que ocorre na epilepsia do lobo temporal humana e em modelos animais de epilepsia. Os axónios das células granulares do giro denteado, chamados fibras musgosas, desenvolvem colaterais que crescem numa localização anormal, o terço interno da camada molecular do giro denteado. A microscopia eletrónica mostrou que as fibras germinadas formam sinapses tanto em espinhas como em eixos dendríticos na camada molecular interna, que provavelmente representam os dendritos das células granulares e dos neurónios inibitórios. Uma das controvérsias sobre este fenómeno é se o brotamento das fibras musgosas contribui para as convulsões ao formar novos circuitos excitatórios recorrentes entre as células granulares. As fibras musgosas que brotam fazem sinapse quase exclusivamente com neurónios excitatórios na camada de células granulares e na camada molecular do giro denteado. A lesão da entrada sináptica do córtex entorrinal para as células granulares também desencadeia a germinação de fibras musgosas e a sinaptogénese em ratos adultos. Uma variedade de tratamentos experimentais que produzem epilepsia também induzem a germinação de axónios noutras regiões do cérebro (**Esclapez et al., 1999**). As convulsões intensas repetidas causam uma atenuação da inibição mediada pelo GABA nas células granulares e nas células piramidais do hipocampo (Coulter et al, 1996). Esta alteração não pode ser explicada por uma perda selectiva de interneurónios inibitórios GABAérgicos, uma vez que os neurónios imunorreativos ao GABA se revelaram mais resistentes à lesão induzida pelas convulsões do que os outros neurónios do hipocampo. A preservação das células GABAérgicas em amostras cirúrgicas de doentes com epilepsia foi confirmada. Os neurónios mais sensíveis à morte neuronal induzida por convulsões são as células musgosas no hilo denteado. Estas células recebem input sináptico das células granulares *através de* colaterais de fibras musgosas e do córtex entorrinal *através* do

via perfurante. Para explicar a perda paradoxal da inibição mediada por GABA com preservação dos neurónios GABAérgicos, a hipótese das células em cesto dormentes (**Sloviter** *et al.,* **1987**) sugere que a perda de neurónios excitatórios hilares induzida pelas convulsões remove a projeção excitatória tónica para as células em cesto GABAérgicas, o interneurónio inibitório no hilo denteado. Como estas células estão surdas, ficam dormentes e o resultado final é a desinibição (**Sloviter** *et al.,* **1987**). A perda de células musgosas que governam a inibição lateral na área dentada causa a delaminação funcional da camada de células granulares e resulta em descargas multilamelares síncronas em resposta a estímulos excitatórios. Portanto, há três premissas nesta teoria: 1) a preservação geral da rede inibitória. 2) A perda de aferências excitatórias para o interneurónio GABAérgico, 3) diminuição da inibição nas células principais (**Bernard** *et al.,* **1998**).

Epilepsia e perturbações da personalidade

Um fenómeno epilético que ilustra este ponto é a crise epilética parcial, que pode generalizar-se secundariamente. A crise epilética parcial é um fenómeno de rede neuronal e não apenas um simples foco de células hiperactivas, como se pensava. Quando a crise parcial começa, a rede activada a partir da qual as propriedades aberrantes emergem é relativamente localizada, resultando num padrão de comportamentos relativamente menor, geralmente não convulsivo (por exemplo, automatismos). No entanto, se a convulsão se generalizar secundariamente, a rede neuronal da convulsão sofre uma expansão e são recrutadas redes adicionais (por exemplo, redes de locomoção). A dependência é uma das características psicológicas mais comuns dos doentes com epilepsia. É um distúrbio incapacitante que induz uma sensação de diminuição do controlo e da auto-eficácia, dificuldades sociais, uma perceção de ser estigmatizado e baixa autoestima (**Collins, 1994**). As pessoas com epilepsia têm uma maior incidência de perturbações psiquiátricas do que as pessoas sem epilepsia. A depressão é a condição psiquiátrica mais frequentemente relatada em pacientes com epilepsia. A depressão representa uma das co-morbilidades mais comuns em doentes com epilepsia. No entanto, os mecanismos da depressão em doentes com epilepsia são pouco conhecidos. O estabelecimento de modelos animais desta co-morbilidade é fundamental para a compreensão dos mecanismos da doença e para o desenvolvimento pré-clínico de terapias eficazes.

Neuroprotecção e medicamentos na epilepsia

A neuroprotecção após o estado de mal epilético deve abranger não só a prevenção da morte neuronal, mas também a preservação da função neuronal e da rede. Isto é fundamental porque estes objectivos não são necessariamente equivalentes; a prevenção da perda neuronal, por exemplo, não impede inevitavelmente a epileptogénese. Os fármacos anticonvulsivantes previnem ou terminam as crises. Ao fazê-lo, estes agentes actuam sobre as propriedades emergentes da rede epileptogénica para alterar ou diminuir a sua função (**Walker, 2007**). Isto envolve a modificação de componentes neuronais específicos que resultam numa elevação suficiente do limiar de convulsão que impede que os mecanismos habituais de iniciação activem a rede. Esta ação pode impedir totalmente a crise ou resultar no bloqueio de componentes comportamentais específicos da crise, reduzindo assim a sua gravidade. Observam-se alterações duradouras nas redes neuronais após experiências repetitivas, incluindo o condicionamento comportamental e as crises repetidas. A repetição de experiências pode induzir a neurogénese em locais susceptíveis do cérebro, resultando em alterações estruturais e funcionais da rede. As alterações estruturais são parcialmente mediadas por factores neurotróficos e podem resultar em aumentos da excitação e em disparos de rajada nos neurónios da rede. Ao classificar as síndromes de epilepsia - tipo de crise, idade de início, evidência de EEG, deficiências associadas, - os clínicos podem começar a racionalizar a sua abordagem e a definir as opções terapêuticas para cada doente. O momento de iniciar e/ou interromper o tratamento medicamentoso na epilepsia é uma questão importante, que exige um conhecimento pormenorizado do prognóstico da doença. Para 20-30% dos doentes, a epilepsia é uma doença crónica e incapacitante, refractária ao tratamento medicamentoso, que tem um enorme impacto social. Embora os medicamentos atualmente disponíveis consigam prevenir as crises, continua a haver uma clara necessidade médica não satisfeita de novos medicamentos antiepilépticos. **David Chadwick's,**Walton Centre for Neurology, Liverpool define os critérios para o medicamento antiepilético (AED) ideal

- Um mecanismo de ação novo e claramente identificado;
- Perfil farmacocinético simples - sem interacções com medicamentos existentes;
- Eficácia num amplo espetro de tipos de crises;
- Baixa toxicidade e ampla janela terapêutica;
- Baixo custo.

Para colocar as coisas em perspetiva, 30% das epilepsias não estão atualmente controladas. Há pouca base racional para a utilização de AED e os efeitos secundários e as interacções medicamentosas são problemas importantes. Espera-se que os actuais desenvolvimentos na conceção de medicamentos com base em mecanismos ultrapassem estas questões e permitam uma maior confiança na terapia. As experiências em animais intactos constituem uma abordagem complementar para a aplicação da informação mecanicista obtida em investigações *in vitro*. As técnicas *in vivo* permitem explorar a seletividade regional destes mecanismos, uma vez que se tornou bastante claro que os efeitos anticonvulsivos de certos fármacos envolvem acções sobre uma combinação de correntes específicas e propriedades celulares expressas seletivamente em redes cerebrais específicas. Não se sabe se essas acções observadas com o tratamento agudo com fármacos anticonvulsivos se mantêm durante a duração do tratamento, uma vez que se está a tornar claro que o tratamento crónico com uma série de fármacos que modificam as propriedades neuronais resulta frequentemente em mecanismos compensatórios que levam à tolerância ou a efeitos crónicos adicionais que contribuem para a ação do fármaco (**Chen *et al.,1999*)**.

3. MATERIAIS E MÉTODOS

3.1 Seleção de doenças...

F ecessário selecionar a doença e encontrar o seu agente causador. A epilepsia foi selecionada como doença. Procurar o gene responsável pela doença no ser humano e a sua proteína codificadora. O gene EFHC1 foi selecionado como alvo para o novo medicamento terapêutico.

3.2 Dados de microarray (perfil GEO):

- Descarregar dados de microarray para a epilepsia do GEO Profile.
- Colar o nome do gene e o valor do registo em folhas de Excel.
- Normalizar os dados para remover dados indesejados.
- Por fim, efetuar o agrupamento com o software GENESIS utilizando o método KMC e HCL.
- Encontrar os genes nocivos em todos os clusters.

3.2.1 Diagrama de fluxo da análise de dados de microarray da epilepsia no que respeita ao gene EFHC1

- MICROARRAY DATA OF EPILEPSY WAS OBTAINED FROM GEO PROFILE DATA .

- GENE ONTOLOGY STUDY WAS MADE FOR EFHC1 GENE RELATED EPILEPSY.

- FROM THE DOWNLOADED GEO PROFILE EXCEL FILES , EXPRESSION RATIO [LOG(BASE 2) OF R/G NORMALIZED RATIO (MEAN)] OF THE GENES WAS EXTRACTED.

- THE DATA WAS MERGED ON AN EXCEL FILE MARKED ALONG WITH THE GENE NAMES AND THEIR SUIDs.

- NORMALIZATION OF THE MISSING VALUES WAS DONE ALONG WITH CALCULATING AVERAGES OF THE EXPRESSION RATIO [LOG(BASE 2) OF R/G NORMALIZED RATIO (MEAN)].

- THE MERGED EXCEL FILE WAS CONVERTED TO A TEXT FILE TO SERVE AS INPUT TOOL FOR ANALYSIS IN GENESIS.

- CLUSTERING OF THE GENES WAS DONE USING HCL AND KMC ALGORITHMS IN GENESIS.

- COMMON GENES WERE DETERMINED FROM HCL AND K-MEANS CLUSTERS.

- HARMFUL GENES AMONG THE COMMON GENES WERE RECOGNISED USING GENECARD AND NCBI-GENE.

- MODELING OF EFHC1 WAS DONE BY USING MODELLER 9.13
- FURTHER DOCKING STUDIES WAS DONE TO FIND THE BEST DRUG FOR EPILEPSY

3. 2. 2 SOFTWARES E FERRAMENTAS UTILIZADOS EM MICROARRAY

3.2.2.1 PERFIL GEO

O Gene Expression Omnibus (GEO) é um repositório público de dados de genómica funcional que suporta a apresentação de dados em conformidade com o MIAME. São aceites dados baseados em matrizes e sequências. São fornecidas ferramentas para ajudar os utilizadores a consultar e descarregar experiências e perfis de expressão genética com curadoria.

3.2.2.2 NCBI GENE http://www.ncbi.nlm.nih.gov/gene/

Gene fornece ligações específicas de genes no nexo de dados de mapa, sequência, expressão, estrutura, função, citação e homologia. São atribuídos identificadores únicos a genes com sequências definidoras, genes com posições conhecidas no mapa e genes inferidos a partir de informação fenotípica. Estes identificadores de genes são utilizados em todas as bases de dados do NCBI e acompanhados através de actualizações da anotação. Gene inclui genomas representados pelas sequências de referência do NCBI (ou RefSeqs) e está integrado para indexação, consulta e recuperação a partir dos sistemas Entrez e E-Utilities do NCBI.

3.2.2.3 GENE CARDhttp://www.genecard.org

GeneCards é uma base de dados integrada e pesquisável de genes humanos que fornece informações concisas relacionadas com a genómica, sobre todos os genes humanos conhecidos e previstos.

A base de dados de genes humanos GeneCards extrai e integra um subconjunto cuidadosamente selecionado de informações transcriptómicas, genéticas, proteómicas, funcionais e sobre doenças relacionadas com genes, provenientes de dezenas de fontes relevantes. Proporciona um acesso robusto e de fácil utilização a conhecimentos actualizados. GeneCards ultrapassa as barreiras da heterogeneidade do formato dos dados e utiliza nomenclatura normalizada e símbolos de genes aprovados. GeneCards apresenta um resumo completo de cada gene e fornece os meios para obter uma compreensão profunda da biologia e da medicina.

3.2.3.4 KEGG DATABASE http://www.genome.jp/kegg/

O KEGG é um recurso de base de dados integrado que consiste em 16 bases de dados principais, categorizadas em termos gerais em informação sobre sistemas, informação genómica e informação química, como se mostra a seguir. A informação genómica e química representa os blocos de construção moleculares da vida nos espaços genómico e químico, respetivamente, e a informação de sistemas representa aspectos funcionais dos sistemas biológicos, tais como a célula e o organismo, que são construídos a partir dos blocos de construção. O KEGG tem sido amplamente utilizado como base de conhecimentos de referência para a interpretação biológica de conjuntos de dados em grande escala gerados por sequenciação e outras tecnologias experimentais de elevado rendimento.

3.2.2.5 GÉNESIS   http://www.genome.tugraz.at/genesis

É um conjunto Java versátil, independente da plataforma e fácil de utilizar para a análise da expressão genética em grande escala. O Genesis integra várias ferramentas para análise de dados de microarray, tais como dados de expressão genética, filtros, normalização e ferramentas de visualização, medidas de distância, bem como algoritmos de agrupamento comuns, incluindo agrupamento hierárquico, mapas auto-organizados, k-means, análise de componentes principais e máquinas de vectores de apoio. Os resultados do agrupamento são transparentes em todos os métodos implementados e permitem a análise do resultado de diferentes algoritmos e parâmetros. Além disso, foi implementado o mapeamento de dados de expressão genética em sequências cromossómicas para melhorar a análise dos promotores e a investigação dos mecanismos de controlo da transcrição. .

3.3 NCBI

O National Center for Biotechnology Information (NCBI) disponibiliza um sítio Web completo para biólogos que inclui bases de dados relacionadas com a biologia e ferramentas para visualizar e analisar os dados inerentes às bases de dados. Uma divisão da National Library of Medicine nos National Institutes of Health, o NCBI é a agência responsável pela criação de sistemas automatizados para armazenar e analisar a profusão de dados genéticos e moleculares em rápido crescimento. Um dos desafios mais difíceis enfrentados no domínio da bioinformática é como armazenar, de uma forma facilmente acessível, a abundância esmagadora de novas informações, incluindo as sequências de genomas inteiros, as descobertas contínuas de novos genes e produtos genéticos e as determinações das suas funções e estruturas. O NCBI foi criado como resposta do governo à necessidade de mais e melhores métodos de processamento de informação para fazer face a este desafio.

3.4 Pesquisa de similaridade na base de dados de sequências FASTA

- O FASTA é um programa para o alinhamento rápido de pares de sequências de proteínas e de ADN.
- Em vez de comparar resíduos individuais nas duas sequências, o FASTA procura
    sequências de padrões ou palavras, denominadas k-tuplos (Wilbur e Lipman 1983): Lipman

    e Pearson 1985: Pearson e Lipman 1988)
- O programa tenta então construir um alinhamento local com base nestas correspondências de palavras.
- Devido à capacidade do algoritmo para encontrar sequências correspondentes numa base de dados de sequências com

    alta velocidade, o FASTA é útil para pesquisas de rotina deste tipo.
- O FASTA compara uma sequência de ADN ou de proteína de entrada com todas as sequências de um alvo

e, em seguida, apresenta as melhores sequências correspondentes e os alinhamentos locais dessas sequências correspondentes com a sequência de entrada.

* Na fase inicial de uma pesquisa de regiões de semelhança, o FASTA utiliza um método algorítmico

  conhecido como hashing.

3.5 FERRAMENTA BÁSICA DE PESQUISA DE ALINHAMENTO LOCAL (BLAST)

* O algoritmo BLAST foi desenvolvido como uma nova forma de efetuar uma pesquisa de semelhança de sequências

  por um algoritmo que é mais rápido do que o FASTA e, ao mesmo tempo, sensível aos seres.

* Tal como o FASTA, o algoritmo BLAST aumenta a velocidade do alinhamento de sequências através da pesquisa de

  primeiro para palavras comuns ou k-tuplos na sequência de consulta e em cada sequência da base de dados.

* Desenvolvido por Samuel Karlin e Steven Altschul.

* O algoritmo BLAST original procura numa base de dados de sequências o máximo de

  alinhamentos. Por outras palavras, o BLAST encontra sequências da base de dados que são

  semelhantes às sequências da sequência de consulta. Estão disponíveis diversas variações do

  algoritmo BLAST para pesquisar sequências de proteínas ou nucleótidos.

A sequência FASTA da proteína EFHC1 foi pesquisada. A pesquisa de semelhança de sequências foi efectuada utilizando BLAST/Phyre2/3DPSSM, tendo-se obtido 4 resultados com uma identidade máxima de 33% e 28%.

3.6 PUBMED

O PubMed Central (PMC), um arquivo digital da literatura de revistas sobre ciências da vida, foi lançado em janeiro de 2001 e oferece um novo modelo para a comunicação científica eletrónica e a recuperação de dados. O valor do PubMed Central, para além do seu papel como arquivo, reside no que pode ser feito quando os dados de diversas fontes são armazenados num formato comum num único repositório. Atualmente, a PMC fornece acesso gratuito e sem restrições ao texto integral de 104 revistas de ciências da vida, estando previstas mais.

O PubMed fornece acesso na Web a mais de 11 milhões de citações, resumos e termos de indexação para artigos de revistas nas ciências biomédicas. Inclui também ligações a revistas de texto integral. Atualmente, são realizadas cerca de 20 milhões de pesquisas por mês e cerca de 140 000 utilizadores diferentes procuram informações diariamente através da PubMed.

3.7 PHYRE E PHYRE2

O Phyre e o Phyre2 (Protein Homology/AnalogY Recognition Engine; pronuncia-se "fire") são serviços baseados na Web para a <u>previsão da estrutura das proteínas</u> que são gratuitos para utilização não comercial

(**Lawrence *et al.*, 2011; Kelley e Sturnberg, 2009**). O Phyre é um dos métodos mais populares para a previsão da estrutura das proteínas, tendo sido citado mais de 1500 vezes (**Bennett-Lovsey *et al.*, 2007**). Os servidores Phyre e Phyre2 prevêem a estrutura tridimensional de uma sequência de proteínas utilizando os princípios e técnicas da <u>modelação por homologia</u>. Dado que a estrutura de uma proteína é mais conservada na evolução do que a sua sequência de aminoácidos, uma sequência de proteínas de interesse (o alvo) pode ser modelada com uma precisão razoável numa sequência de estrutura conhecida relacionada muito distante (o modelo), desde que a relação entre o alvo e o modelo possa ser discernida através do <u>alinhamento de sequências</u>.

O primeiro servidor Phyre foi lançado em junho de 2005 e utiliza um algoritmo de alinhamento perfil-perfil baseado na <u>matriz de pontuação específica da posição de</u> cada proteína. O servidor Phyre2 foi lançado publicamente em fevereiro de 2011 como substituto do servidor Phyre original e fornece funcionalidades adicionais em relação ao Phyre, uma interface mais avançada, uma biblioteca de dobras totalmente actualizada e utiliza o pacote <u>HHpred / HHsearch</u> para deteção de homologias, entre outras melhorias.

3.8 BANCO DE DADOS DE PROTEÍNAS

O arquivo PDB contém informações sobre estruturas de proteínas, ácidos nucleicos e conjuntos complexos determinados experimentalmente. Como membro do wwPDB, o RSCB PDB faz a curadoria e a anotação dos dados do PDB de acordo com as normas acordadas. O RCSB PDB também fornece uma variedade de ferramentas e recursos. Os utilizadores podem efetuar pesquisas simples e avançadas com base em anotações relativas à sequência, estruturas e funções. Estas moléculas são visualizadas, descarregadas e analisadas por utilizadores que vão desde estudantes a cientistas especializados.

Atualmente, existem mais de 30000 entradas na base de dados, tendo o número aumentado a um ritmo vertiginoso nos últimos anos devido à realização de projectos de proteómica estrutural em grande escala. A maioria das entradas da base de dados são estruturas de proteínas. A maioria das estruturas das proteínas é determinada por cristalografia de raios X e um número menor por RMN. Um pequeno número de proteínas bem estudadas, como as hemoglobinas e as mioglobinas, tem centenas de entradas.

3.9 MODELADOR 9.13

O MODELLER é um programa de computador utilizado na produção de <u>modelos de homologia </u>de <u>estruturas terciárias de proteínas</u>, bem como de <u>estruturas quaternárias </u>(mais raras) (**Fiser e Sali, 2003; Marti-Renom *et al.*, 2000)**. É uma das ferramentas mais utilizadas para a homologia ou modelação comparativa de estruturas tridimensionais de proteínas. O EasyModeller oferece uma interface gráfica direta e funciona como uma ferramenta autónoma que pode ser utilizada num computador pessoal normal com o sistema operativo Microsoft Windows.

O EasyModeller é uma ferramenta autónoma com uma interface muito intuitiva que define claramente os diferentes passos da modelação de homologia. A imagem do ecrã da ferramenta mostra os seis passos necessários para construir um modelo de homologia com a ajuda do EasyModeller. O utilizador tem de seguir os passos numerados um a um, guiado pelas informações de ajuda associadas. Um painel azul clicável denominado "Painel de ajuda" pode ser utilizado para ver as sugestões de ajuda associadas a cada passo. O EasyModeller segue um código de cores muito simples que consiste em botões verdes e vermelhos. As características (botões) marcadas a vermelho são os passos mínimos obrigatórios para obter um modelo, enquanto as marcadas a verde são os opcionais.

1. O primeiro passo envolve a especificação do diretório de trabalho, que é a localização da pasta onde os ficheiros de saída serão gerados. Este diretório de trabalho também ajudará a manter um registo de todos os ficheiros gerados.

2. O segundo e mais básico passo é introduzir a informação da sequência de aminoácidos como parâmetro de entrada.

3. O terceiro passo é fornecer a informação do modelo ao programa. O utilizador pode carregar a(s) estrutura(s) modelo(s) em formatos padrão como (.pdb, .ent, etc) aceitáveis no MODELLER utilizando a função Carregar modelo(s). Para fazer modelação baseada em vários modelos, os utilizadores podem carregar todos os ficheiros de estrutura de modelos um a um, por ordem, com um máximo de seis modelos

4. O passo seguinte da modelação de homologia é o alinhamento da sequência de consulta com o modelo, o que é conseguido no passo quatro. A função "Perform Alignment" alinha a sequência de consulta com o(s) modelo(s) utilizando a função align2 d do MODELLER e apresenta o alinhamento de saída na janela de apresentação de texto da ferramenta.

5. O quinto passo é gerar o modelo de homologia utilizando a informação gerada até agora. A função "Generate Model" é utilizada para o efeito, utilizando a função MODELLER

adequada, conforme necessário. Assim que o modelo é gerado, o melhor modelo é apresentado no visualizador de PDB predefinido do utilizador, como o Rasmol (**Sayle e Milner-White, 1995**). Além disso, o modelo gerado pode ser melhorado através da modelação de ciclos. O MODELLER tem vários métodos de otimização de anéis, todos eles baseados em funções de pontuação e protocolos de otimização adaptados à modelação de anéis (**Fiser *et al.*, 2000**)

6. O sexto e último passo é a otimização do modelo, que pode ser conseguida utilizando as opções avançadas de otimização

Descarregamento da extensão PDB dos modelos com identidade máxima em PHYRE e 3d-PSSM. Foram descarregados pelo menos 4 modelos. De seguida, procedemos à modelação da estrutura secundária da proteína. Uma vez que não conhecemos a estrutura exacta da proteína, utilizámos o easy modellar para obter a estrutura teórica da proteína utilizando os modelos descarregados com extensão PDB. Em seguida, foram gerados 10 modelos a partir dos modelos utilizando a ferramenta Easy Modeler. Foi selecionado o melhor modelo (query.B99990001.pdb) com a pontuação mínima de dope (-6786.29590). O modelo selecionado foi verificado utilizando o SAVES.NIH. Verifica o modelo através do Ramchandran Plot, que mostra o aminoácido na região central (92,3%), na região permitida (5,1%), na região generosa (1,3%) e na região não permitida (1,3%).

3.10 VISUALIZADOR SWISS PDB

O SWISS MODEL é um servidor Web de bioinformática estrutural dedicado à modelação por homologia de estruturas 3D de proteínas. A modelação por homologia é atualmente o método mais preciso para gerar modelos fiáveis de estruturas tridimensionais de proteínas e é utilizada regularmente em muitas aplicações práticas. Os métodos de modelação por homologia (ou comparativa) utilizam estruturas proteicas experimentais ("modelos") para construir modelos de proteínas evolutivamente relacionadas ("alvos").

Atualmente, o SWISS-MODEL é constituído por três componentes fortemente integrados: (1) O SWISS-MODEL pipeline - um conjunto de ferramentas de software e bases de dados para a modelização automatizada da estrutura das proteínas, (2) O SWISS-MODEL Workspace - um banco de trabalho gráfico para o utilizador baseado na Web, (3) O SWISS-MODEL Repository - uma base de dados continuamente actualizada de modelos de homologia para um conjunto de proteomas de organismos modelo de elevado interesse biomédico.

3.11 Servidor de Análise e Verificação Estrutural (SAVES)

Dependendo do número de programas que selecionar para utilizar, este servidor pode demorar vários minutos a ser executado. Também depende do número de resíduos existentes na proteína que submete. O SFCheck, em particular, demora alguns minutos a ser executado, mesmo com uma estrutura de tamanho médio. Os 5 programas que requerem o PDB: PROCHECK, WHAT_CHECK, ERRAT, VERIFY_3D, PROVE. Se a saída ou uma seleção da saída satisfizer as condições que o servidor tem para esse programa de validação, então a página resultante mostrará caixas verdes. Se o programa de validação devolver um erro, a caixa será vermelha. Caso contrário, a caixa será cor de laranja, indicando um aviso.

3. 12 MODLOOP

ModLoop é um servidor web para modelação automática de loops em estruturas proteicas. A entrada é constituída pelas coordenadas atómicas da estrutura da proteína no formato do Protein Data Bank e pela especificação dos resíduos iniciais e finais de um ou mais segmentos a modelar, não contendo mais de 20 resíduos no total. O resultado são as coordenadas dos átomos não-hidrogénicos nos segmentos modelados. Um utilizador fornece a entrada ao servidor através de uma interface web simples, e recebe a saída por correio eletrónico. O servidor baseia-se na rotina de modelação de anéis do MODELLER que prevê as conformações dos anéis através da satisfação de restrições espaciais, sem depender de uma base de dados de estruturas proteicas conhecidas. Para uma resposta rápida, o ModLoop funciona num grupo de computadores Linux.

O modelo foi visualizado no Swiss PDB Viewer. A estrutura secundária do modelo foi selecionada e os aminoácidos (resíduos) fora da região central foram visualizados. O modelo foi remodelado utilizando o MODLOOP. Os loops do modelo foram corrigidos com MODLOOP e o modelo foi novamente verificado com SAVES e novamente visualizado no Swiss PDB Viewer. O processo prossegue até que todos os aminoácidos do modelo estejam na região central e 0% permaneçam na região não permitida no gráfico de Ramchandran. Finalmente, obtemos a proteína após a modelação do loop

3.13 BANCO DE MEDICAMENTOS

A DrugBank é um recurso bioinformático/quiminformático único que combina dados pormenorizados sobre medicamentos (ou seja, químicos) com informações exaustivas sobre alvos de medicamentos (ou seja, proteínas). A base de dados contém >4100 entradas de medicamentos, incluindo >800 medicamentos de pequenas moléculas e biotecnológicos aprovados pela FDA, bem como >3200 medicamentos experimentais. Além disso, >14 000 sequências de proteínas ou de alvos de medicamentos estão ligadas a estas entradas de medicamentos. Cada entrada do DrugCard contém >80 campos de dados, sendo metade da informação dedicada a dados sobre o fármaco/químicos e a outra metade dedicada a dados sobre o alvo do fármaco ou a proteína. Muitos campos de dados estão hiperligados a outras bases de dados (KEGG, PubChem, ChEBI, PDB, Swiss-Prot e GenBank) e a uma variedade de aplicações de visualização de estruturas. A base de dados é totalmente pesquisável, suportando pesquisas extensivas de texto, sequência, estrutura química e consultas relacionais. As aplicações potenciais da DrugBank incluem a descoberta *in silico de* alvos de medicamentos, a conceção de medicamentos, a docagem ou o rastreio de medicamentos, a previsão do metabolismo dos medicamentos, a previsão da interação entre medicamentos e a educação farmacêutica geral (**David *et al.*, 2000**). A DrugBank está disponível em http://redpoll.pharmacy.ualberta.ca/drugbank/.

3.14 PUBCHEM

PUBCHEM é uma base de dados de moléculas químicas. O sistema é mantido pelo Centro Nacional de Informação Biotecnológica (NCBI), um componente da Biblioteca Nacional de Medicina, que faz parte dos Institutos Nacionais de Saúde dos Estados Unidos (NIH). O PubChem pode ser acedido gratuitamente através de uma interface web. Milhões de estruturas de compostos e conjuntos de dados descritivos podem ser descarregados gratuitamente via FTP. O PubChem contém descrições de substâncias e pequenas moléculas com menos de 1000 átomos e 1000 ligações. Mais de 80 fornecedores de bases de dados contribuem para a crescente base de dados PubChem. Procuramos o medicamento para a epilepsia no Drug Bank. Os medicamentos para a epilepsia são limitados. Pesquisámos o ligando na base de dados Pubchem. Foram seleccionados os primeiros 20 ligandos e descarregados os respectivos ficheiros SDF. Utilizando o Babel aberto, os ficheiros SDF dos ligandos foram convertidos em ficheiros PDB.

3.15 AUTODOCK

O AutoDock é um conjunto de ferramentas de acoplamento automático. Foi concebido para prever a forma como pequenas moléculas, tais como substratos ou candidatos a medicamentos, se ligam a um recetor de estrutura 3D conhecida. O AutoDock é um software de simulação de modelação molecular. É especialmente eficaz para a acoplagem de ligandos a proteínas. O Auto Dock 4 está disponível sob a licença GNU General Public.

O AutoDock tem sido amplamente utilizado e existem muitos exemplos da sua aplicação bem sucedida na literatura. O AutoDock é o software de acoplamento mais citado. É muito rápido, fornece previsões de alta qualidade das conformações do ligando e boas correlações entre as constantes de inibição previstas e as experimentais.

3.16 AUTODOCK VINA

O AutoDock Vina é um novo programa para a descoberta de fármacos, a acoplagem molecular e o rastreio virtual, que oferece flexibilidade parcial do recetor, capacidade multi-core, elevado desempenho, maior precisão e facilidade de utilização. O AutoDock Vina atinge um aumento de velocidade de cerca de duas ordens de grandeza em comparação com o software de acoplamento molecular AutoDock 4, melhorando também significativamente a precisão das previsões do modo de ligação. Numa estação de trabalho moderna típica, o Vina deve ser capaz de gerar de forma fiável os modos de ligação previstos e as afinidades de um ligando em segundos ou minutos, dependendo da complexidade do ligando (**Trott, 2010**). Em primeiro lugar, verificamos se o software Python está disponível no sistema e verificamos o seu funcionamento adicionando dois números. Para utilizar o Autodock, o Python tem de estar instalado no sistema.

> No Windows, o Autodock não é diretamente suportado, pelo que utilizamos o software adicional Autodock vina para acoplar as moléculas.
> Executamos o Autodock e preparamos moléculas de proteínas e ligandos para acoplamento.
> Copiar a pasta Vina dos ficheiros Todos os programas para o meu documento. Remover todos os ficheiros da pasta, exceto o ficheiro conf feito no bloco de notas.

Preparar a molécula de proteína para acoplamento:
- Copiar o proteib final na pasta vina e mudar o nome para Protein.
- Seleccione Ficheiro e abra a molécula de proteína.

- Selecionar grelha e, em seguida, Caixa de grelha.
  - Ajustar as dimensões de xyz para 16
  - Ajustar o espaçamento Armstrong para 1,00 armstrong
  - Ajustar os centros de xyz.
  - Quase toda a proteína deve ser coberta na caixa da grelha.
- Guardar as definições actuais.
- Na pasta vina, corrigir as dimensões da proteína no ficheiro de configuração criado no bloco de notas e guardar.

Preparar o ligando para a acoplagem:
- Copiar o ligando com extensões PDB na pasta Vina
- Abra o Autodock e seleccione a molécula ligante da pasta vina.
- Tornar o ligando livre de torção.
- Guardar o ligando com a extensão pdbqt na pasta Vina.
> Executar cmd(comando MS-Dos)
> Acoplar a molécula do ligando à proteína executando o programa em cmd. Guarde os ficheiros da molécula do ligando juntamente com os ficheiros de registo criados após a acoplagem.
> Encaixar todos os ligandos um a um.
> Note-se o resultado da energia de ligação após a acoplagem.

4. RESULTADOS E DISCUSSÃO
4.1 Ontologia GENE

EFHC1 Domínio EF-hand (C-terminal) contendo 1 [*Homo sapiens* (humano)]

Gene ID: 114327, updated on 17-May-2014

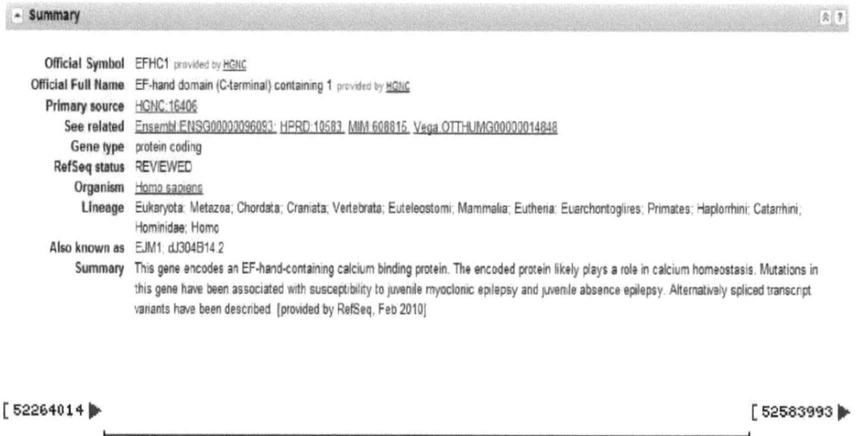

4.1.1 FICHA DE PERFIL GEOGRÁFICO

Perfil GEO ID: GDS3502

Microdissecção por captura de laser de células endoteliais e neuronais do córtex pré-frontal dorsolateral humano. (Utilizámos a microdissecção por captura a laser para isolar células endoteliais microvasculares e neurónios de tecido cerebral post mortem de pacientes com esquizofrenia e perturbação bipolar e de controlos saudáveis. O ARN foi isolado destas populações de células, amplificado e analisado utilizando Affymetrix HG133plus2.0 GeneChips. Numa primeira fase, utilizámos o conjunto de dados para comparar os dados neuronais e endoteliais, a fim de demonstrar que as diferenças previstas entre os tipos de células podiam ser detectadas utilizando esta metodologia.

Organismo: Homo sapiens
Tipo: Perfil de expressão por matriz
Conjunto de dados: GDS3502
Plataforma: GPL570
Acessos: GSE12679
ID: 200012679
Número total de genes: 54624

4.1.2 ANTES E DEPOIS DA NORMALIZAÇÃO DA **FOLHA** DE DADOS DO EXCEL

Manualmente, efectuámos a normalização dos dados. Removemos todos os valores nulos e preenchemos os espaços em branco com médias para que os dados contenham apenas informações úteis. Após a normalização, restaram um total **de 22460 genes**. A folha de Excel normalizada em formato de texto foi utilizada como entrada para a execução do Genesis.

4.1.3 GÉNESIS

4.1.3.1 RESULTADOS HCL E RESULTADOS KMC :

Foram obtidos 30 clusters, a partir dos quais foram encontrados 511 genes comuns, dos quais 39 são genes prejudiciais.

4.2 Resultado do NCBI

Accession No.	GI ID	Protein Name	Organism Name	Length
AAT67418.1	4617325	EFHC1	Homo Sapiens	84 aa

4.3 Sequência FASTA
<gi|49617325|gb|AAT67418.1| EFHC1 [Homo sapiens]
QELEALIDTIQKQLKDHSCKDNIREAFQIYDKEASGYVDRDMFFKICESLNVPVDDSLVK
ELIRMCSHGE
GKINYYNFVRAF SN

4.4 Pesquisa de similaridade de sequências

Método experimental escolhido: Método de raios X
Valor R: <0,5
Resolução: <3,0 A°

4.5 :Resultado 3DPSSM

S.No.	Template (PDB ID)	Identity
1.	1CMG	32%
2.	1LKJA	26%
3.	1BR1B	25%
4.	1C7WA	25%
5.	1OSA	24%
6.	2MYSC	23%
7.	1WDCC	20%
8.	1GGWA	20%
9.	1GGSA	20%
10.	1RRO	20%

4.6 Resultado do PHYRE2

S.No.	Template (PDB ID)	Identity
1.	**1FW4A**	**33%**
2.	1CMGA	32%
3.	2KZ2A	29%
4.	**3EK7A**	**28%**
5.	**3EVRA**	**28%**
6.	4I2YB	28%
7.	**3UOKA**	**28%**
8.	1C7VA	27%
9.	2AMIA	27%
10.	1MZA	27%

INFERÊNCIA: Foram identificados 10 modelos através do 3DPSSM e do PHYRE2 com base na identidade. Com base nos pormenores experimentais do Protein Data Bank, verificámos que apenas 4 modelos satisfaziam todos os critérios.

4.7: Modelação

PONTUAÇÃO DOPE

Filename	molpdf	DOPE score	GA341 score
query.B99990001.pdb	2927.75317	-6786.29590	0.97224
query.B99990002.pdb	3112.45068	-6384.70801	0.62482
query.B99990003.pdb	3148.88354	-6328.54150	0.64977
query.B99990004pdb	2994.67261	-6733.53076	0.78219
query.B99990005.pdb	3092.69141	-6615.06445	0.56872
query.B99990006.pdb	2917.53638	-6814.26758	0.67494
query.B99990007.pdb	3079.47144	-6437.31543	0.91737
query.B99990008.pdb	3047.25024	-6800.09766	0.75882
query.B99990009.pdb	2994.11035	-6806.87256	0.91954
query.B99990010.pdb	3057.44238	-6983.95068	0.75959

INFERÊNCIA: A consulta B99990010.pdb é o melhor modelo com base na pontuação dope.

4.8 SALVOS: (Procheck)

Protein Name	Core	Allowed	Generously Disallowed	Disallowed
query.B99990001.pdb	92.3%	5.1%	1.3%	1.3%
query.B99990002.pdb	89.7%	9.0%	0.0%	1.3%
query.B99990003.pdb	84.6%	11.5%	2.6%	1.3%
query.B99990004pdb	88.5%	10.3%	1.3%	0.0%
query.B99990005.pdb	84.6%	12.8%	2.6%	0.0%
query.B99990006.pdb	87.2%	10.3%	1.3%	1.3%
query.B99990007.pdb	82.1%	14.1%	0.0%	3.8%
query.B99990008.pdb	83.3%	16.7%	0.0%	0.0%
query.B99990009.pdb	80.8%	14.1%	1.3%	3.8%
query.B99990010.pdb	87.2%	10.3%	1.3%	1.3%

INFERÊNCIA: Com base no Ramachandran Plot, a consulta B99990001.pdb é mais estável do que os outros 9 modelos, uma vez que contém o máximo de aminoácidos na região do núcleo. Por isso, em vez de considerarmos a consulta B99990010.pdb como o melhor modelo, vamos considerar a consulta B99990001.pdb como o melhor modelo.

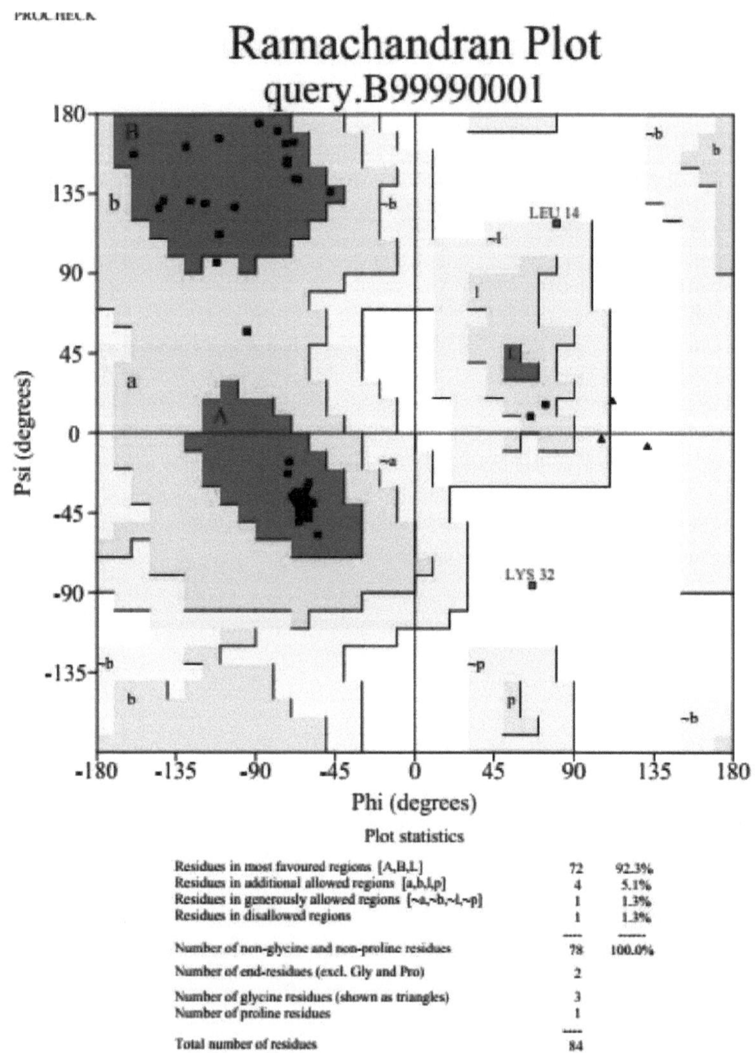

INFERÊNCIA: Ramachandran Plot de query.B99990001.pdb. mostrando 92,3% de aminoácidos na região central. 5,1% na região permitida. 1,3% na região generosamente permitida. 1,3% na região não permitida.

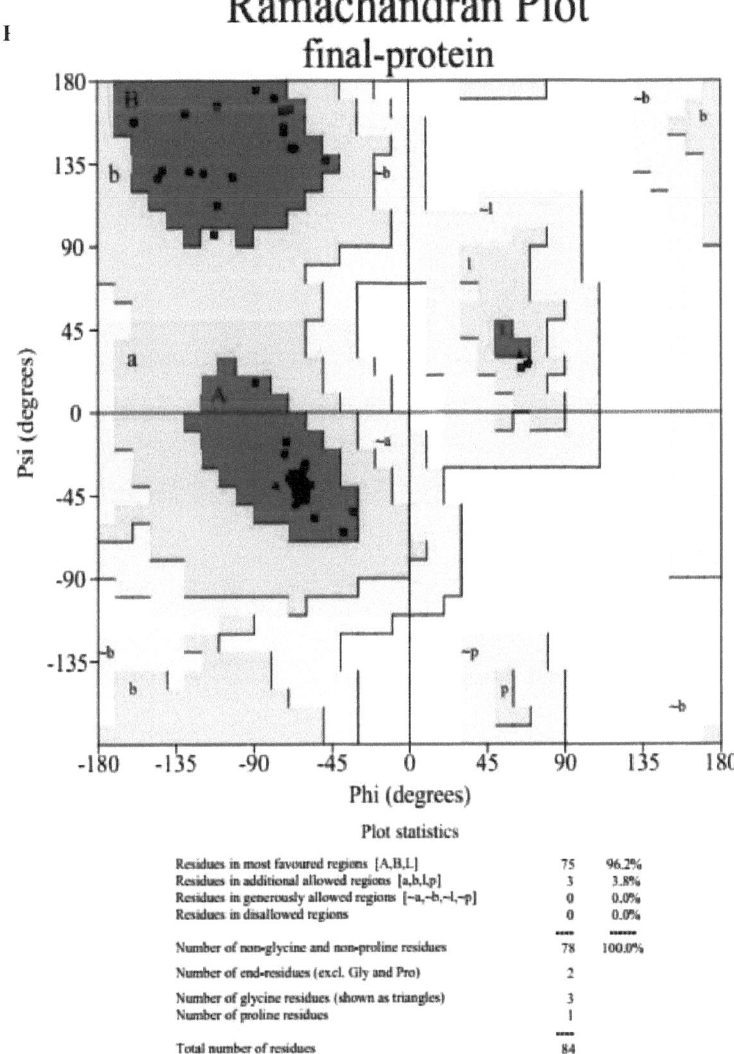

INFERÊNCIA: Após a modelação do ciclo através do servidor modloop, obtivemos a proteína estável final com 0,0 aminoácidos nas regiões generosamente permitidas e não permitidas. O que mostra que todos os aminoácidos estão presentes na região permitida e que a nossa proteína se tornou estável.

4.10: Visualizador SPDB

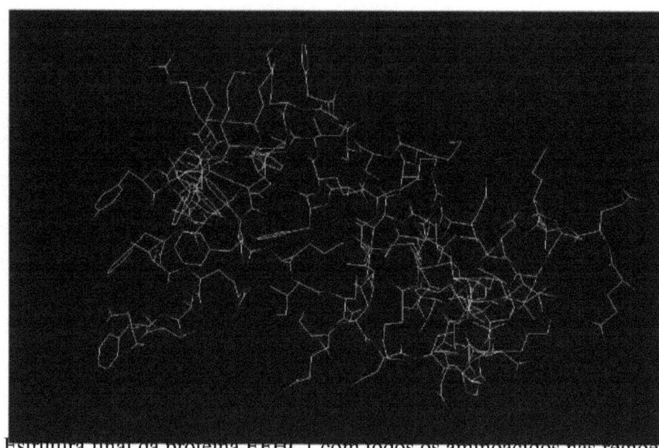

Inferência: Estrutura final da proteína EFHC1 com todos os aminoácidos nas regiões permitidas.

4.11: Resultado Pubchem

S.No.	Ligand Name	Pubchem ID	Structure
1.	Carbamazepine	CID 2554	
2.	Valproic Acid	CID 3121	

3.	Lamotrigine	CID 3878	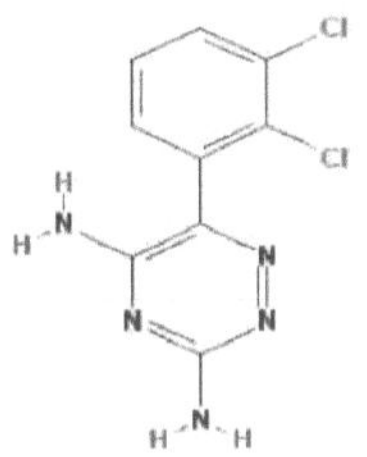
4.	Methylphenidate	CID 4158	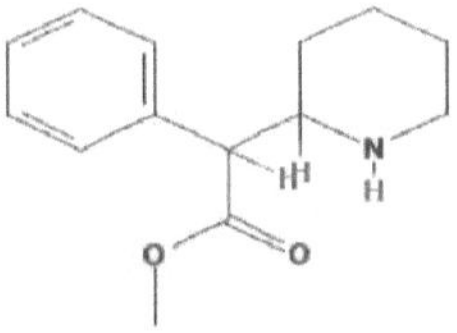
5.	Mitotane	CID 4211	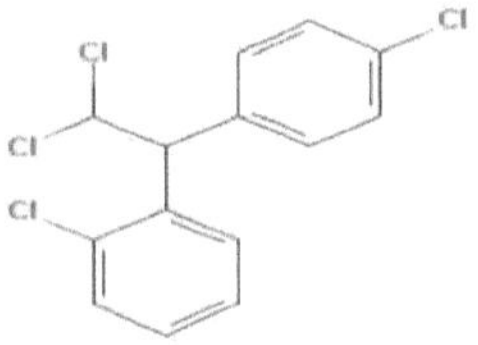
6.	Sulthiame	CID 5356	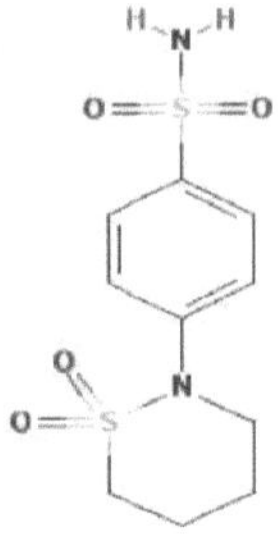

7.	Zonisamide	CID 5734	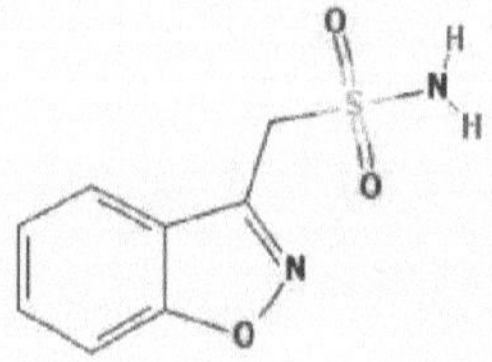
8.	Cytidine Diphosphate Choline	CID 13804	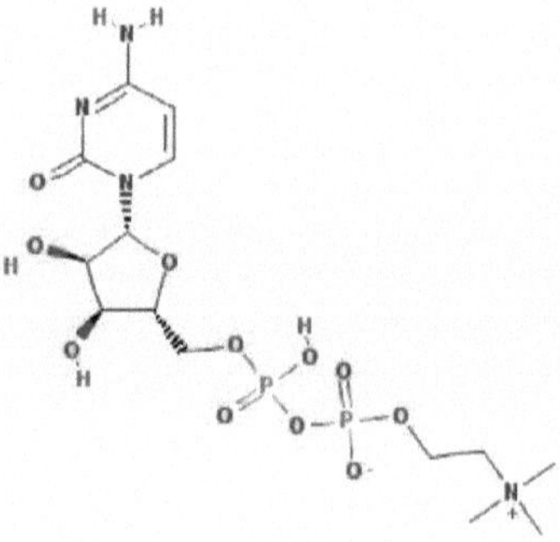
9.	Methionine Sulfoximine	CID 16118	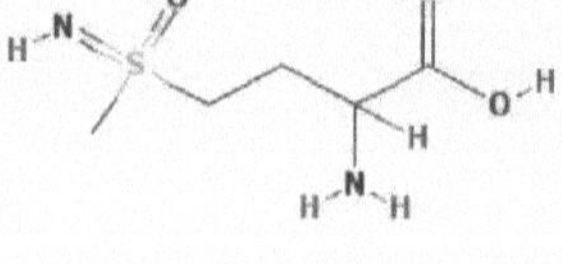

10.	2-(acetylamino)-3-methoxy-N-(phenylmethyl)-, (2R)-	CID 219078	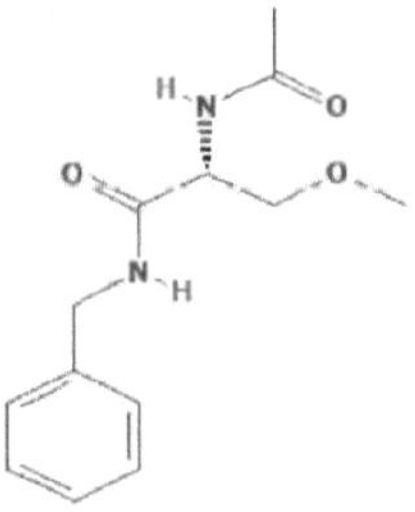
11.	Tretinoin	CID 444795	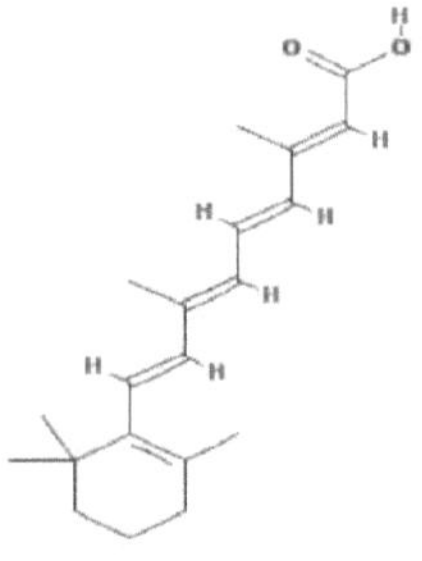
12.	1-Boc-piperidine-3-carboxylic acid	CID 2735647	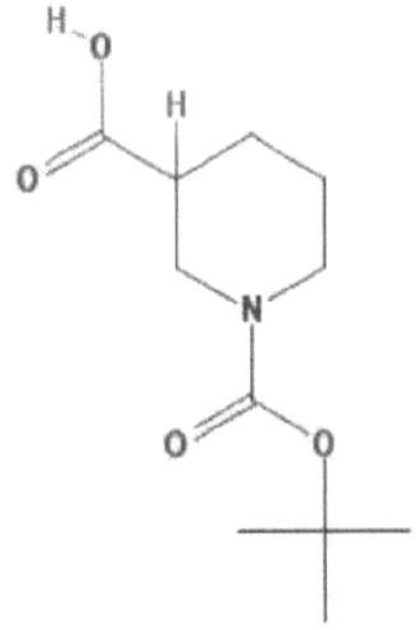

13.	Coenzyme Q10	CID 5281915	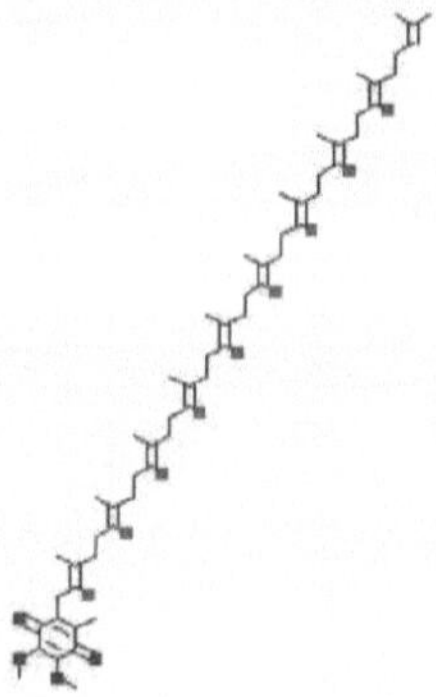
14.	Etiracetam	CID 5284583	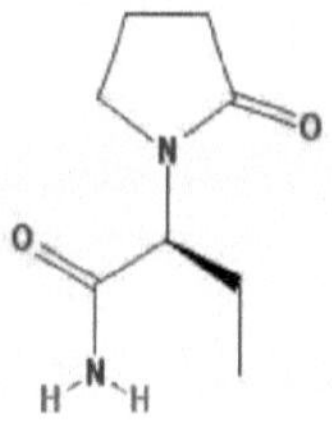
15.	Topiramate	CID 5284627	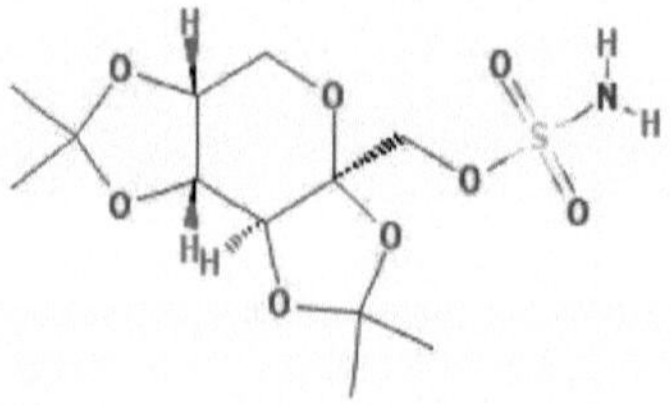

16.	2-(2-oxo-4-propylpyrrolidin-1-yl)butanamide	CID 9837243	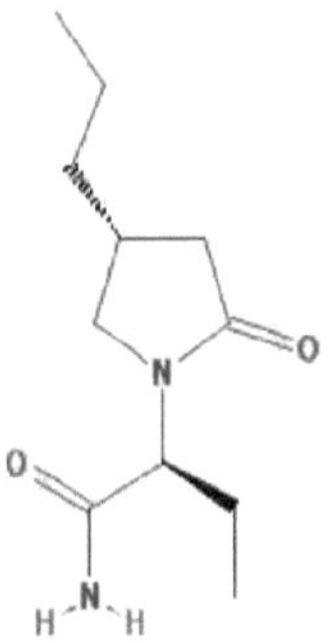
17.	Valproic Acid	CID 16760703	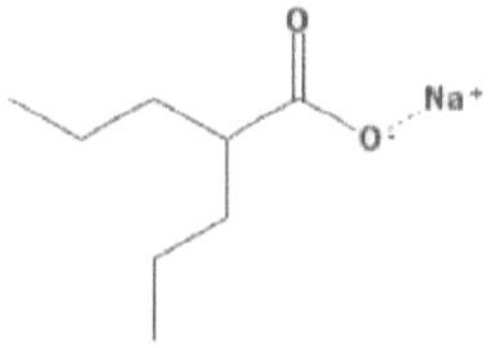
18.	Timuramide B	CID 71524338	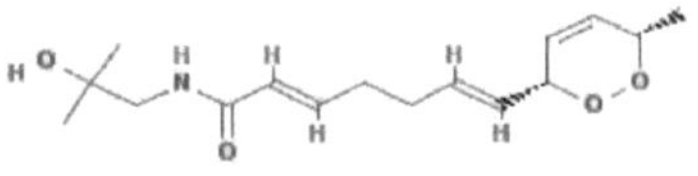

4.12 Resultado do docking de ligandos seleccionados a partir da análise da literatura

S.No	Ligand	Binding Energy
1.	**Carbamazepine**	**-8.6**
2.	Valproic Acid	-6.0
3.	Lamotrigine	-7.3
4.	Methylphenidate	-7.5
5.	Mitotane	-6.8
6.	Sulthiame	-6.4
7.	Zonisamide	-6.4
8.	Cytidine Diphosphate Choline	-7.0
9.	Methionine Sulfoximine	-2.8
10.	2-(acetylamino)-3-methoxy-N-(phenylmethyl)-, (2R)-	-6.5
11.	Tretinoin	-7.3
12.	1-Boc-piperidine-3-carboxylic acid	No result
13.	Coenzyme Q10	-7.2
14.	Etiracetam	No result
15.	Topiramate	-6.7
16.	2-(2-oxo-4-propylpyrrolidin-1-yl)butanamide	-6.6
17.	Valproic Acid	-6.5
18.	Timuramide B	-7.1

INFERÊNCIA: Com base na docagem, verificámos que **a carbamazepina** apresenta a melhor energia de ligação, 8,6 kcal/mol, em comparação com outros ligandos. Para além disso, tomámos 10 derivados da **Carbamazepina** que são semelhantes ao nosso melhor ligando.

4.13 Derivados da carbamazepina

S.No.	Ligand Name	Pubchem ID	Structure
1.	p,p'-DDCN	CID 8806	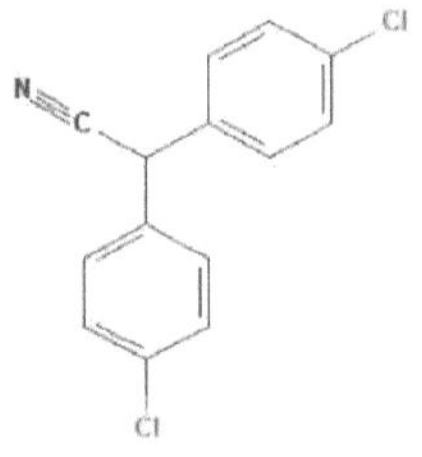
2.	4-hydroxy-7-methoxy-n,n,n-trimethyl-3,5,9-trioxa-4-phosphapentacosan-1-aminium 4-oxide	CID 1378	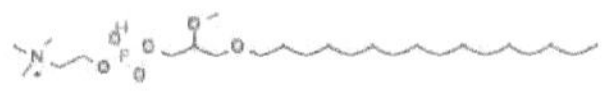
3.	Ritalinic acid	CID 86863	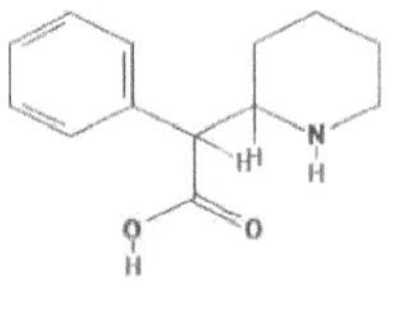

4.	Dexmethylphenidate	CID 154101	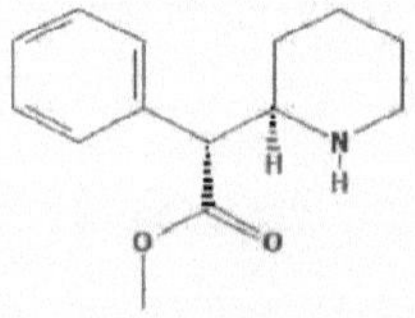
5.	Nortilidine	CID 162321	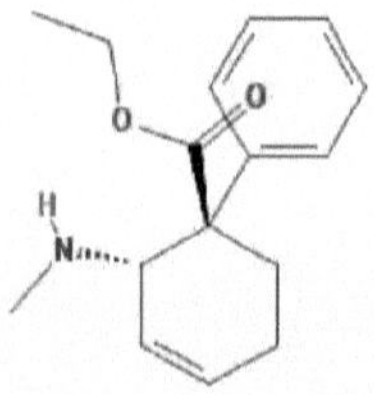
6.	Nortilidine	CID 216866	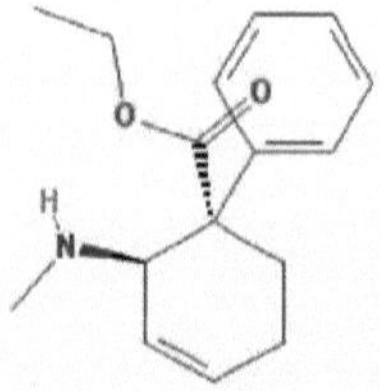

7.	4-hydroxymethylphenidate	CID 3045249	
8.	Ethylphenidate	CID 3080846	
9.	phenyl 2-pyridyl ketone oxime	CID 5397197	

10.	**Methylphenidate**	**CID 10945497**	

4.14 Docking de derivados da carbamazepina

S.No	Ligand	Binding Energy
1.	p,p'-DDCN	-6.7
2.	4-hydroxy-7-methoxy-n,n,n-trimethyl-3,5,9-trioxa-4-phosphapentacosan-1-aminium 4-oxide	-7.4
3.	**Ritalinic acid**	**-8.3**
4.	Dexmethylphenidate	-7.7
5.	Nortilidine	-7.5
6.	Nortilidine	-7.4
7.	4-hydroxymethylphenidate	-6.7
8.	Ethylphenidate	-6.6
9.	phenyl 2-pyridyl ketone oxime	-7.4
10.	Methylphenidate	-7.4

INFERÊNCIA: Através de estudos de docking, verificámos que o ácido ritalínico apresenta a melhor energia de ligação (-8,3 k cal/mol) em comparação com outros ligandos.

Discussão

À medida que mais informação se acumula, os cientistas poderão utilizar microarrays para colocar questões cada vez mais complexas e realizar experiências mais intrincadas. Com os novos avanços, os investigadores poderão inferir as funções prováveis de novos genes com base em semelhanças nos padrões de expressão com os de genes conhecidos. Em última análise, estes estudos prometem alargar a dimensão das famílias de genes existentes, revelar novos padrões de expressão genética coordenada entre famílias de genes e descobrir categorias de genes inteiramente novas. Além disso, uma vez que o produto de qualquer gene interage normalmente com o de muitos outros, a nossa compreensão da forma como estes genes se coordenam tornar-se-á mais clara através destas análises e surgirá um conhecimento preciso destas inter-relações. A utilização de microarrays pode também acelerar a identificação de genes envolvidos no desenvolvimento de várias doenças, permitindo aos cientistas examinar um número muito maior de genes. Esta tecnologia ajudará também a examinar a integração da expressão e da função dos genes a nível celular, revelando o modo como os produtos de múltiplos genes trabalham em conjunto para produzir respostas físicas e químicas às necessidades celulares, tanto estáticas como variáveis.

No presente trabalho, foi escolhida a doença epilepsia. Com base na análise da literatura, verificámos que o gene EFHC1 é responsável pela causa da doença. Os dados do microarray do gene EFHC1 foram descarregados do Geo Profile (NCBI). Os dados brutos foram descarregados e transferidos para um ficheiro Word. A coluna que contém o nome do gene e o valor de base do log foi copiada e colada numa folha de Excel. O total de 54624 genes estava presente no ficheiro de dados. Em seguida, procedeu-se à normalização para remover a informação indesejada ou incompleta, de modo a que os nossos dados contenham apenas ficheiros informativos. Para a normalização, todos os valores nulos foram eliminados e os espaços em branco foram preenchidos com valores médios. Após a normalização, foram deixados 22460 genes completos, que foram utilizados para o agrupamento. O software Genesis foi utilizado para o agrupamento. Utilizámos os programas KMC e HCL porque um é computorizado e o outro é manual, respetivamente, pelo que podemos comparar ambos os resultados. Foram gerados 30 clusters através do método HCL e, com base nisso, criámos 30 clusters com a iteração 2000 através do método KMC. Depois de gerar os clusters, efectuámos um estudo para encontrar os genes comuns em todos os clusters. No total, 511 genes eram comuns, entre os quais 39 genes eram nocivos, o que foi estudado através da literatura e da base de dados Genecard. Assim, através da análise dos dados do microarray, podemos dizer que, como todos estes genes eram comuns a todos os grupos, também podem ser responsáveis pela epilepsia.

Depois de conhecermos o gene responsável pela epilepsia, tentámos encontrar o medicamento para curar a doença. A estrutura da proteína EFHC1 não estava disponível. Os modelos foram seleccionados com base na identidade, utilizando 3DPSSM e PHYRE2. No total, foram seleccionados 4 modelos com uma identidade máxima de 39%. O modelo foi gerado utilizando o software Modeller. Foram criados 10 modelos no total e todos os modelos foram validados através do servidor SAVES utilizando o Procheck. Através do Procheck verificámos que o modelo no. 1 com energia de ligação -6786,29590 mostra que 92% dos aminoácidos estão presentes na região do núcleo. Para tornar a proteína mais estável, o trabalho de modelação do ciclo foi efectuado até que todos os aminoácidos fossem deslocados para as regiões do núcleo e permitidas. O servidor Modloop foi utilizado para a modelação do ciclo, o que nos permitiu obter um modelo estável. Depois de obter o modelo estável, o sítio ativo foi previsto. Os ligandos foram seleccionados através da análise da literatura. No total, foram descarregados 18 compostos do Pubchem. Em seguida, efectuámos a acoplagem utilizando o software Autodock. Com base na docagem, verificámos que **a carbamazepina** apresenta a melhor energia de ligação, 8,6 kcal/mol, em comparação com outros ligandos. Para além disso, tomámos 10 derivados da **carbamazepina** que são semelhantes ao nosso melhor ligando. Através de estudos de acoplamento, verificámos que o ácido ritalínico apresenta a melhor energia de ligação (-8,3 k cal/mol) em comparação com outros ligandos. Assim, podemos dizer que o ácido ritalínico pode ser utilizado para o tratamento da epilepsia.

5. RESUMO E CONCLUSÕES

A epilepsia é uma doença em que uma pessoa tem duas ou mais convulsões não provocadas. Não provocadas significa que as convulsões não são provocadas por uma causa clara, como a abstinência do álcool, problemas cardíacos ou níveis extremamente baixos de açúcar no sangue. Por outras palavras, a epilepsia é uma condição de convulsões recorrentes e não provocadas. As convulsões podem resultar de uma tendência hereditária ou de uma lesão cerebral, mas muitas vezes a causa é desconhecida. Muitos utilizam o termo "perturbação convulsiva" porque "epilepsia" parece mais grave ou estigmatizada. No entanto, quase todas as perturbações convulsivas são epilepsia.

O gene *EFHC1* pertence a uma família de genes denominada EF-hand domain containing protein. Uma família de genes é um grupo de genes que partilham características importantes. A classificação de genes individuais em famílias ajuda os investigadores a descrever a forma como os genes estão relacionados entre si. O gene *EFHC1* fornece instruções para a produção de uma proteína chamada EF-hand domain containing protein 1 (EFHC1). A proteína EFHC1 interage com outra proteína que actua como um canal de cálcio, permitindo que átomos de cálcio com carga positiva (iões de cálcio) atravessem a membrana celular. O movimento destes iões é fundamental para a sinalização normal entre as células nervosas (neurónios) no cérebro e noutras partes do sistema nervoso. O papel da proteína EFHC1 não é bem conhecido, embora se pense que ajuda a regular o equilíbrio dos iões de cálcio no interior da célula (homeostase do cálcio). Estudos mostram também que a proteína EFHC1 pode estimular a auto-destruição das células (apoptose).

Foram identificadas mutações no gene *EFHC1* num pequeno número de pessoas com epilepsia mioclónica juvenil. Esta doença começa tipicamente na infância ou na adolescência e causa crises mioclónicas recorrentes, que se caracterizam por sacudidelas musculares rápidas e descontroladas. Os indivíduos afectados também podem ter outros tipos de convulsões chamadas convulsões tónico-clónicas generalizadas (ou convulsões de grande mal) e convulsões de ausência. A maioria das mutações genéticas associadas à epilepsia mioclónica juvenil substitui blocos de construção de uma única proteína (aminoácidos) na proteína EFHC1. Pensa-se que a função da proteína alterada está reduzida. Embora não seja claro como é que as mutações do gene *EFHC1* conduzem à epilepsia mioclónica juvenil, os investigadores sugeriram que a diminuição da função da proteína EFHC1 reduz a apoptose, conduzindo a mais neurónios do que o normal, e perturba a homeostase do cálcio. Em conjunto, estas alterações podem levar a uma sobre-estimulação dos neurónios, causando convulsões características da epilepsia mioclónica juvenil.

No presente trabalho, foi escolhida a doença epilepsia. Com base na análise da literatura, verificámos que o gene EFHC1 é responsável pela causa da doença. Os dados do microarray do gene EFHC1 foram descarregados do Geo Profile (NCBI). O total de 54624 genes estava presente no ficheiro de dados. Em seguida, foi feita a normalização para remover a informação indesejada ou incompleta, de modo a que os nossos dados contenham apenas ficheiros informativos. Após a normalização, foram deixados 22460 genes completos, que foram utilizados para o agrupamento. O software Genesis foi utilizado para o agrupamento. Utilizámos os programas KMC e HCL. Foram gerados 30 clusters através do método HCL e, com base nisso, criámos 30 clusters com a iteração 2000 através do método KMC. Depois de gerar os clusters, efectuámos um estudo para encontrar os genes comuns em todos os clusters. No total, 511 genes eram comuns, entre os quais 39 genes eram nocivos, o que foi estudado através da literatura e da base de dados Genecard. Assim, através da análise de dados de microarray, podemos dizer que, como todos estes genes eram comuns em todos os grupos, também podem ser responsáveis pela epilepsia.

Depois de conhecermos o gene responsável pela epilepsia, tentámos encontrar o medicamento para curar a doença. A estrutura da proteína EFHC1 não estava disponível. Os modelos foram seleccionados com base na identidade, utilizando 3DPSSM e PHYRE2. No total, foram seleccionados 4 modelos com uma identidade máxima de 39%. O modelo foi gerado utilizando o software Modeller. Foram criados 10 modelos no total e todos os modelos foram validados através do servidor SAVES utilizando o Procheck. Através do Procheck verificámos que o modelo no. 1 com energia de ligação -6786,29590 mostra que 92% dos aminoácidos estão presentes na região do núcleo. O servidor Modloop foi utilizado para modelar o loop, o que nos permitiu obter um modelo estável. Depois de obter o modelo estável, o sítio ativo foi previsto. Os ligandos foram seleccionados através da análise da literatura. No total, foram descarregados 18 compostos do Pubchem. Em seguida, efectuámos a acoplagem utilizando o software Autodock. Com base na docagem, verificámos que a carbamazepina apresenta a melhor energia de ligação, 8,6 kcal/mol, em comparação com outros ligandos. Para além disso, tomámos 10 derivados da carbamazepina que são semelhantes ao nosso melhor ligando. Através de estudos de acoplamento, verificámos que o ácido ritalínico apresenta a melhor energia de ligação (-8,3 k cal/mol) em comparação com outros ligandos. Assim, podemos dizer que o ácido ritalínico pode ser utilizado para o tratamento da epilepsia.

REFERÊNCIAS

Acharya, J.K., Dasgupta, U., Rawat, S.S., Yuan, C., Sanxaridis, P.D., Yonamine, I., Karim, P., Nagashima, K., Brodsky, M.H., Tsunoda, S., Acharya, U. (2008). Cell-nonautonomous function of ceramidase in photoreceptor homeostasis. Neuron. **57(1)**: 69-79.

Altman, H.J., Normile, H.J., Galloway, M.P., Ramirez, A., e Azmita, E.C. (1990). Aprendizagem melhorada da discriminação espacial. Em ratos após 5, 7, DHT- induziu a desaferentação serotoninérgica do hipocampo. *Brain Research,* **518**: 61-66.

Amaducci, L., Forno, K.I., e Eng, L.F. (1981). Glial fibrillary acidic protein in cryogenic and perirhinal (area 35) cortices of the rhesus monkey. *Brain Res,* **95**: 1-24.

Amit, D.J., Brunel, N., e Tsodyks, M.V. (1994). Correlations of cortical Hebbian reverberations: theory versus experiment. *J. Neurosci,* 14: 6435-6445.

Applegate, C.D., e Tecott, L.H. (1998). Aumento global da suscetibilidade a convulsões em ratos com falta de receptores 5-HT2C: Uma análise comportamental. *Exp. Neurol.,* **154**: 522-530.

Arriza, J.L., Fairman, W.A., Wadiche, J.I., Murdoch, G.H., Kavanaugh, M.P., e Amara, S.G. (1994). Comparação funcional de três subtipos de transportadores de glutamato clonados do córtex motor humano. *J. Neurosci,* 14: 5559-5569.

Arriza, J.L/, Eliasof, S., Kavanaugh, M.P., e Amara, S.G. (1997). Excitatory amino acidtransporter 5, um transportador de glutamato da retina acoplado a uma condutância de cloreto. *Proc. Natl. Acad. Sci. USA,* **94**: 4155-4160.

Baraban, S.C., Hollopeter, G., Erickson, J.C., Schwartzkroin, P.A., e Palmiter, R.D. (1997). Camundongos knock-out revelam um papel antiepilético crítico para o neuropeptídeo Y. *J Neurosci* 17:8927- 8936.

Baran, H., Sperk, G., Hortnagl, H., Sapetschnig, G., e Hornykiewicz, O. (1985). Os adrenoceptores alfa-2 modulam as convulsões límbicas induzidas pelo ácido caínico. *Eur J Pharmacol* 113:263-269.

Barnes ,N.M., e Sharp, T. (1999). Uma revisão dos receptores 5-HT centrais e da sua função. *Neuropharmacology,* **38**: 1083-1152.

Bausch, S.B., e McNamara, J.O. (1999). Epileptogénese parcial experimental. *Curr.Opin.Neurol.,* 12: 203-209.

Behr, J., e Heinemann, U. (1996). Efeitos da serotonina em diferentes padrões de atividade epileptiforme induzida por baixo Mg 2+ no subículo de ratos estudados in vitro. *Brain Res,* **737**: 331-334.

Bennett-Lovsey, R. M.; Herbert, A. D.; Sternberg, M. J. E.; Kelley, L. A. (2007). Explorando os extremos do espaço de sequência/estrutura com reconhecimento de dobras de conjunto no programa Phyre. *Proteins: Structure, Function, and Bioinformatics* **70 (3)**: 611.doi:10.1002/prot.21688.

Berridge, M.J. (1993). Inositol trisfosfato e sinalização de cálcio. *Nature,* **361**:315- 325.

Bo, L., Nicholas, C. Nicolaides, Sanford, M., James, K.V., Willson, R.E., Parsons, J. J., Nickolas, P., Paivi, P., Albert de la, C., Stanley, R., Hamilton, K., Kinzler, W., e Vogelstein, B. (1995). Defeitos do gene de reparação de incompatibilidades em cancros colorrectais esporádicos com instabilidade de microssatélites. *Nature Genetics* **9**, 48 - 55 .doi:10.1038/ng0195-48.

Boess, F,G, e Martin, I.L. (1994). Molecular biology of 5-HT receptors. *Neuropharmacology*, **33**: 275-317.

Bogdanski, D.F., Pletscher, A., Brodie, B.B., e Udenfriend, S. (1956). Identificação e doseamento da serotonina no cérebro. *J. Pharmacol. Exp. Ther.*, **117**: 82-88.

Bonsi, P., Cuomo, D., De Persis, C., Centonze, D., Bernardi, G., Calabresi, P., e Pisani, A. (2005). Ação moduladora do recetor metabotrópico de glutamato (mGluR) 5 sobre a função mGluR1 nos interneurónios colinérgicos do estriado. *Neuropharmacology*, **49**: 104-11

Bordi ,F., e Ugolini, A. (1999). Group I metabotropic glutamate receptors: implications for brain diseases. *Prog.Neurobiol.*, **59**: 55-79.

Bradford, H.F. (1995). Glutamato, GABA e epilepsia. *Prog. Neurobiol.*, 47: 477-511.

Bradley, P.B., Engel, G., Feniuk, W., Fozard, J.R., Humphrey, P.P.A., Middlemiss, D.N., Brusa, R., Zimmermann, F., Koh, D.S, Feldmeyer, D., Gass, P., Seeburg, P.H, Sprengel, R. (1995). Epilepsia de início precoce e letalidade pós-natal associada a um alelo GluRB deficiente em edição em ratos. *Science*, **270**: 1677-1680.

Brodie, M.J., Elder, A.T., e Kwan, P. (2009). Epilepsia na velhice. *Lancet neurology* **8** (11): 1019-30. doi:10.1016/S1474-4422(09)70240-6. PMID 19800848

Burns, C.M., Chu, H., Rueter, S.M., Hutchinson, L.K., Canton, H., Sanders-Bush, E., Emeson, R.B. (1997). Regulação do acoplamento da proteína G do recetor Serotonin2C por edição de RNA. *Nature*, **387**: 303-308.

Calherio, E.A., Leite, J.P., Bortolotto, Z.A., Turski, W.A., Ikonomidou, C. e Turski, L. (1991). Efeitos a longo prazo da pilocarpina em ratos: danos estruturais no cérebro desencadeiam crises de kindling e espontâneas de corrente contínua. *Epilepsia.* **32**: 778-782.

Canton, H., Emeson, R.B., Barker, E.L., Backstrom, J.R., Lu, J.T., Chang, M.S., Sanders-Bush, E. (1996). Identificação, clonagem molecular e distribuição de uma variante curta do recetor 5- hidroxitriptamina2C produzida por splicing alternativo. *Mol. Pharmacol,* **50**: 799-807.

Caramanos, Z., e Shapiro, M.L. (1994). Memória espacial e antagonistas dos receptores N-metil-D-aspartato APV e MK-801: as deficiências de memória dependem da familiaridade com o ambiente, da dose do medicamento e da duração do treino. *Behav Neurosci.* **108**:30-43.

Cepeda, C., Colwell, C.S., Itri, J.N., Chandler, S.H., e Levine, M.S. (1998). Dopaminergic modulation of NMDA-induced whole cell currents in neostriatal neurons in slices: contribution of calcium conductances. *J Neurophysiol* **79**:82-94.

Chalmers, M., Schell, M.J., e Thorn, P. (2006). O agrupamento do recetor de inositol trisfofato (IP3R) evocado por agonistas não depende de alterações na estrutura do retículo endoplasmático. *Biochem.J.,* **394**: 57-66.

Chan-Palay, V. (1976). Axónios de serotonina nos plexos supra e subependimários e nas leptomeninges: O seu papel nas alterações locais do líquido cefalorraquidiano e na atividade vasomotora. *Brain Res.,* **102**: 103-130.

Chang, B.S., e Lowenstein, D.H. (2003). Epilepsia. *N. Engl. J. Med.* **349** (13): 1257-66. doi:10.1056/NEJMra022308. PMID 14507951

Chen ,S., Kobayashi , M., Honda, Y., Kakuta, S., Sato, F., e Kishi, K. (2007). Perda preferencial de neurónios no córtex piriforme do rato após epilepsia de estado induzida por pilocarpina. *Epilepsy Res.,* **74**: 1-18

Chen, S., Huang, X., Zeng, X.J., Sieghart, W., e Tietz, E.I. (1999). Regulação mediada por benzodiazepinas das proteínas das subunidades dos receptores GABA(A) alfa1, alfa2, beta1-3 e gama2 no hipocampo e no córtex do cérebro do rato. *Neuroscience,* **93**: 33-44.

Choi, D.S., e Maroteaux, L. (1996). Immunohistochemical localisation of the serotonin 5- HT2B recetor in mouse gut, cardiovascular system, and brain. *FEBSLett.,* **391**: 45-51.

Choi, D.W. (1988). Glutamate neurotoxicity and diseases of the nervous system (Neurotoxicidade do glutamato e doenças do sistema nervoso). *Neurónio,* **1**: 623-634.

Chu, Z., e Hablitz, J.J. (2000). O quisqualato induz uma corrente de entrada através da ativação de mGluR em neurónios piramidais neocorticais. *Brain Res.,* **879**: 88-92.

Collingridge, G.L., e Bliss, T.V.P. (1987). Receptores NMDA - o seu papel na potenciação a longo prazo. *Trends Neurosci,* **10**: 288-293.

Collins, J.R. (1994) Seizures and other neurologic manifestation of allergy (Convulsões e outras manifestações neurológicas de alergia). Vet. Clin. North Ann. Small Aim Pract. **24**: 735- 748

Conti, F., DeBiasi, S., Minelli, A., Rothstein, J.D., e Melone, M. (1998). EAAC1, um transportador de glutamato de alta afinidade, está localizado em astrócitos e neurónios gabaérgicos para além das células piramidais no córtex cerebral do rato. *Cereb Cortex.* **8**: 108-116.

Covolan, L, e Mello, L,E. (2006). Avaliação da natureza progressiva do dano celular em conexões do córtex perirrinal no rato. *J. Comp. Neurol,* 220: 168-190.

Cronin, G.M., Simpson, G.J. and Hemworth, P.H.(1991). The effects of the gestation and farrowing environments on sow and piglet behaviour and piglet survival and growth in early lactation. *App. Ani. Beh. Sci.* , Vol. **46(3-4)**: 175-192.

D' Mello, S.P., Galli, C., Ciotti, T., e Calissano, P. (1993). Indução de apoptose em neurónios granulares cerebelares por potássio baixo: inibição da morte pelo fator de crescimento semelhante à insulina I e cAMP, Proc. Natl. Acad. Sci. USA, **90**: 10989-10993.

Dailey, J.W., Reigel, C.E., Mishra, P.K., e Jobe, P.C. (1989). Neurobiologia da predisposição para convulsões no rato geneticamente propenso à epilepsia. *Epilepsy Res.,* **3**: 317-320.

Dailey, J.W., e Jobe, P.C. (1986). Indices of noradrenergic function in the central nervous system of seizure-naive genetically epilepsy-prone rats. Epilepsia **27**:665- 670.

Das, M., Gregory, C.A., Molnar, P., Riedel, L.M., Wilson, K., e Hickman, J.J. (2006). Um sistema definido para permitir a diferenciação do músculo esquelético e a subsequente integração com microestruturas de silicone. *Biomaterials* **27**:4374-4380.

David, S., Wishart, C., An Chi, G., Srivastava, S., Murtaza, H., Paul, S., Zhan C. e Jennifer, W. (2000). Nucleic acid Research. Vol. **34 (1)** 668-672

Descarries, L., Beaudet, A., e Watkins, K. (1975). Terminais nervosos de serotonina no neocórtex de ratos adultos. *Brain Res.*, 100: 563-588.

Di Giovanni, G., Di Matteo, V., Pierucci, M., Benigno, A., e Esposito E. (2006). Recetor central de serotonina2C: da fisiologia à patologia. *Curr.TopicsMed.Chem.*, **6**: 1909-1925.

Ding, Y., Subramanian, S., Montes, V., Goodspeed, L., Wang, S., Han, C., et al. (2012). A deficiência do recetor Toll-like 4 diminui a aterosclerose mas não protege contra a inflamação em ratinhos obesos deficientes em receptores de lipoproteínas de baixa densidade. *Arterioscler. Thromb. Vasc. Biol.* **32**, 1596-1604.

Dingledine, R,, Borges, K., Bowie, D., e Traynelis, S.F. (1999). Os canais iónicos dos receptores de glutamato. *Pharmacol. Rev.*, **51**: 07-61.

Duncan, J.S., Sander, J.W., Sisodiya, S.M., e Walker, M.C. (2006). Epilepsia em adultos. *Lancet* **367** (9516): 1087-100. doi:10.1016/S0140-6736(06)68477-8. PMID 16581409

Durstewitz, D., Seamans, J.K., e Sejnowski, T.J. (2000a) Neurocomputational models of working memory. *Nat Neurosci 3:* 1184-97.

Durstewitz, D., Seamans, J.K., e Sejnowski, T.J. (2000b). Estabilização mediada por dopamina da atividade do período de atraso num modelo de rede do córtex pré-frontal. *J Neurophysiol 83: 1733-1750.*

Dutton, A.C., e Barnes, N.M. (2006). Farmacoterapia anti-obesidade: perspectivas futuras utilizando agonistas dos receptores 5-HT2C. *Drug Disc Today: Therapeutic Strategies,* **3**: 577-583.

Eadie, M.J. (2012). Deficiências no tratamento atual da epilepsia. *Revisão especializada de neuroterapêutica* **12** (12): 1419-27. doi:10.1586/ern.12.129. PMID 23237349

Endoh, T. (2004). Caracterização dos efeitos moduladores dos receptores de glutamato metabotrópicos pós-sinápticos nas correntes de cálcio no núcleo do trato solitário do rato. *Brain Res.,* **1024**: 212224.

Engel, J.(2008). *Epilepsia: um livro de texto abrangente* (2.ª ed.). Philadelphia: Wolters Kluwer Health/Lippincott Williams & Wilkins. p. 2797. ISBN 978-0-7817-5777-5

Erickson. J.C., Clegg, K.E., e Palmiter, R.D. (1996). Sensibilidade à leptina e suscetibilidade a convulsões em ratos com falta de neuropeptídeo Y. *Nature* **381**:415-421.

Erlander, M.G., Lovenberg, T.W., Baron, B.M., De Lecea, L., Danielson, P.E., Racke, M., Slone, A.L., Siegel, B.W., Foye, P.E., e Cannon, K. (1993). Dois membros de uma aferente cortical distinta. *J. Comp. Neurol.,* **264**: 356-395.

Esclapez, M., Hirsch, J.C, Ben-Ari ,Y., e Bernard, C. (1999). Puffs de cálcio excitatórios recém-formados: Análise teórica dos requisitos para a comunicação inter-canal. *Proc.Natl.Acad.Sci.USA,* **96**: 13750-13755.

Fiser, A., e Sali, A. (2003). "Modeller: geração e refinamento de modelos de estrutura de proteínas baseados em homologia". *Meth. Enzymol.* **374**: 461-91. doi:10.1016/S0076-6879(03)74020- 8. PMID 14696385.

Fisher, R., Van Emde Boas, W., Blume, W., Elger, C., Genton, P., Lee, P., e Engel, J. (2005). Crises epilépticas e epilepsia: definições propostas pela Liga Internacional contra a Epilepsia (ILAE) e pelo Gabinete Internacional para a Epilepsia (IBE). *Epilepsia* **46** (4): 470-2. doi:10.1111/j.0013-9580.2005.66104.x. PMID 15816939

Fletcher, A., e Forster, E.A. (1988). A proconvulsant action of selective a2- adrenoceptor antagonists. *Eur J Pharmacol* **151**:27-34.

Funahashi, S., Bruce, C.J., e Goldman-Rakic, P.S.(1989). Codificação mnemónica do ritmo visual no córtex pré-frontal dorsolateral do macaco. *J. Neurophysiol,* **61**: 331-349.

Gaykema, R.P.A., Luiten, P.G.M., Nyakas, C., e Traber, J. (1990). Padrões de projeção cortical do complexo septo-diagonal da banda medial. *J. Comp. Neurol.,* **293**: 103-124.

Giorgetti, M., e Tecott, L.H. (2004). Contribuições dos receptores 5-HT2C para múltiplas acções dos sistemas centrais de serotonina. *Eur. J. Pharmacol,* **488**: 1-9.

Gulledge, A.T., e Jaffe DB. Multiple effects of dopamine on layer V pyramidal cell excitability in rat prefrontal cortex. *J Neurophysiol 86: 586-595.*

Gurevich, I., Tamir, H., Arango, V., Dwork, A.J., Mann, J.J., e Schmauss, G. (2002). Edição alterada do pré-mRNA do recetor de serotonina 2C no córtex pré-frontal de vítimas de suicídio deprimidas. *Neuron,* **34**: 349-356.

Hagan, J.J., Hatcher, J.P., e Slade, P.D. (1995). O papel dos receptores 5-HT1D e 5-HT1A na mediação dos espasmos mioclónicos induzidos pelo 5-hidroxitriptofano em cobaias. *Eur. J. Pharmacol,* **294:** 743-751.

Hajnal, A., Whitfield, C.W., Kim, S.K. (1997). Inibição da indução vulvar de *Caenorhabditis elegans* por *gap-1* e pelo recetor de tirosina quinase *let-23. Genes Dev.* **11**, 2715-2728.

Hammer, editado por Stephen J. McPhee, Gary D. (2010). . *Pathophysiology of disease : an introduction to clinical medicine* (6ª ed. ed.). New York: McGraw-Hill Medical. ISBN 978-007-162167-0.

Hamon, M., Bourgoin, S., el Mestikawy, S., e Goetz, C. (1982). Central serotonin receptors. *Oxford: Blackwell Science:* **10** :107-143.

Hardman, J.G., Limbard, L.E., e Molinoff, P.B.(1996). Goodman and Gilman,s The pharmacologic Basis of therapeutics, 9th edition, New york, McGraw Hill.

Hauser, M.D. (1997). A evolução da comunicação. Primeira edição. (Paperback Reprint) _ISBN-10: 0262581558 | ISBN-13: 9780262581554. MIT Publishers.

Heiser, L.K., Chu, H.M., e Tecott, L.H. (1998). Epilepsia e obesidade em ratinhos mutantes do recetor da serotonina 5-HT2C. *Ann. N.Y. Acad. Sci.,* **861**: 74-78.

Holmes Thomas, R., e Browne Gregory, L. (2008). *Handbook of epilepsy* (4ª ed.).
Philadelphia: Lippincott Williams & Wilkins. p. 7. ISBN 978-0-7817-7397-3

Hertz, L., Dringen, R., Schousboe, A., e Robinson, S.R. (1999). Astrocitos: produtores de glutamato para os neurónios. *J. Neurosci. Res.*, **57**: 417-428.

Heslop, K.E/, e Curzon, G. (1999). Effect of reserpine on behavioural responses to agonists at 5-HT1A, 5-HT1B, 5-HT2A, and 5-HT2C recetor subtypes. *Neuropharmacology*, **38**: 883891.

Houser, W.A. (1994). The Prevalence and Incidence of Convulsive Disorders in Children (Prevalência e Incidência de Transtornos Convulsivos em Crianças). *Epilepsia*, **35**: DOI: 10.1111/j.1528-1157.1994.tb05932.x

Hoyer, D., Clarke, D.E., Fozard, J.R., Hartig, P.R., Martin, G.R., Mylecharane, E.J., Saxena, P.R., e Humphrey, P.P.A. (1994). International Union for Pharmacology lassification of receptors for 5-Hydroxytryptamine (Serotonin). *Pharmacol. Rev.*, **46**: 157-203.

Hoyer, D., e Martin, G. (1997). Classificação e nomenclatura dos receptores 5-HT: Em direção a uma imunorreactividade entre os cérebros de ratos geneticamente propensos à epilepsia e de ratos Sprague-Dawley. *Epilepsy Res* **4**:161-176.

Hughes, J.R. (2009). Crises de ausência: uma revisão de relatórios recentes com novos conceitos. *Epilepsia e comportamento: E&B* **15** (4): 404-12. doi:10.1016/j.yebeh.2009.06.007. PMID 19632158

Humphrey, P.P.A., Hartig, P., e Hoyer, D. (1993). Uma proposta de nova nomenclatura para os receptores 5- HT. *Trends Pharmacol. Sci.*, **14**: 233-236.

Hutson, P.H., Barton, C.L., Jay, M., Blurton, P., Burkamp, F., Clarkson, R., Bristow, L.J. (2000). A ativação da função dopaminérgica mesolímbica pela fenciclidina é reforçada por antagonistas dos receptores 5- HT(2C/2B), estudos neuroquímicos e comportamentais. *Neuropharmacology*, **39**: 2318-2328.

Hyyppa, M., e Wurtman, R.J. (1973). Aminas biogénicas na glândula pituitária: qual a sua origem e função? Pituitary indolamines. *Prog. Brain Res.*, 39: 211-215.

Insausti, R., Herrero, M.T., e Witter, M.P. (1997). Entorhinal cortex of the rat: cytoarchitectonic subdivisions and the origin and distribution of cortical efferents. *Hippocampus*, **7**: 146-183.

Isokawa, M. e Mello, L.E. (1991) . Excitabilidade mediada por receptores NMDA em células granulares dendriticamente deformadas em ratos tratados com pilocarpina. *Neurosci. Lett.* **129**: 69-73.

Isokawa, M., e Mello, L.E. (1991). A excitabilidade mediada por receptores NMDA em células dendríticas J.P. (2000). Os receptores de serotonina (2C) suprimem tonicamente a atividade das vias dopaminérgicas e adrenérgicas mesocorticais, mas não serotoninérgicas, uma análise combinada de diálise e electrofisiológica no rato. *Synapse*, **36**: 205-221.

Jackson, H.C., Dickinson, S.L., e Nutt, D.J. (1991). Explorando a farmacologia dos efeitos proconvulsivos dos antagonistas dos receptores alfa 2-adrenérgicos em ratos. Psychopharmacology (Berl) **105**:558 -562.

Jackson, J., e Paulose, C.S. (1999). Aumento da ligação do [m-metoxi 3H]MDL100907 aos receptores 5HT2A no córtex cerebral e tronco cerebral de ratos diabéticos induzidos por estreptozotocina. *Mol. Cell. Biochem,* **199**: 81-85.

Jacobs ,B., e Azmitia, E. (1992). Structure and function of the brain serotonin system. *Physiol. Rev.,* **72**: 165-229.

Janigro, D. (2008). Expressão génica na epilepsia do lobo temporal. *Epilepsy Currents,* **8**: 23-24

Jhonson, R.L., Laufer, E., Riddle, R.D., e Tabin, C. (1994). A expressão ectópica de *Sonic* hedgehog altera o padrão dorso-ventral dos somitos. Cell, **79** :. 1165-1173.

Jouvert, P., Revel, M.O/, Lazaris, A., Aunis, D., Langley, K., e Zwiller, J. (2004). A ativação da via do GMP nas estruturas dopaminérgicas reduz a expressão do EGR-1 induzida pela cocaína e a atividade locomotora. *J. Neuroscience,* **24**: 10716-10725

Julius, D., Livelli, T.J., Jessell, T.M., e Axel, R. (1989). Ectopic expression of the serotonin 1c recetor and the triggering of malignant transformation. *Science,* 244: 1057-1062.

Kalia LV, Kalia SK, Salter MW (2008). Receptores NMDA em neurologia clínica: tempos excitatórios à frente. *Lancet Neurol,* 7: 742-755.

Kaufman, M.J., Hartig, P.R., e Hoffman, B.J. (1995). O recetor 5-HT2C da serotonina estimula a formação de GMP cíclico no plexo coroide. *J. Neurochem,* **64**: 199-205.

Kelley, L. A.; Sternberg, M. J. E. (2009). Protein structure p rediction on the Web: Um estudo de caso utilizando o servidor Phyre. *Nature Protocols* **4** (**3**): 363. doi:10.1038/nprot.2

Klink, R., e Alonso, A. (1997). Muscarinic modulation of the oscillatory and repetitive firing properties of entorhinal cortex layer II neurons. *J. Neurophysiol,* 77: 1813-1828.

Kohen, R., Metcalf, M.A., Khan ,N., Druck, T., Huebner, K., Lachowicz, J.E., Meltzer, H.Y., Sibley, D.R., Roth, B.L., e Hamblin, M.W. (1996). Clonagem, caraterização e localização cromossómica de um recetor de serotonina 5-HT6 humano. *J. Neurochem,* **66**: 47-56.

Kohler, C. (1986). Conexões intrínsecas da região retrohipocampal no cérebro do rato. II. A área entorrinal medial. *J. Comp. Neurol,* **246**: 149-169.

Krnjevi'c, K. (1993). Mecanismos e funções colinérgicas centrais. *Prog. Brain Res.,* **98**: 285292.

Krystal, J.H., Karper, L.P., Seibyl, J.P., Freeman, G.K., Delaney, R., e Bremner, J.D. (1994). Subanesthetic effects of the noncompetitive NMDA antagonist, ketamine, in humans: psychotomimetic, perceptional, cognitive and neuroendocrine response. *Arch. Gen. Psychiatry,* **51**: 199-214.

Law-Tho, D., Hirsch, J.C., e Crepel, F. (1994). Modulação dopaminérgica da transmissão sináptica no córtex pré-frontal do rato: um estudo eletrofisiológico *in vitro. Neurosci Res* 21:151-160.

Lawrence, Kelley, Riccardo Bennett-Lovsey, Alex Herbert, Kieran Fleming. (2011). Phyre: Protein Homology/analogY Recognition Engine (Motor de reconhecimento de homologia/analogia de proteínas). Grupo de Bioinformática Estrutural, Imperial College, Londres.

Lennox, W,G, (1942). Epilepsy and related disorders. *Neuroscience Lett.,* **21 (1) : 27-32.**

Lewis, B.L. e O' Donnell, P. (2000). Os aferentes da área tegmental ventral para o córtex pré-frontal mantêm o potencial de membrana em estado "up" nos neurónios piramidais através dos receptores de dopamina D(1). *Cereb Cortex,* **10** : 1168-1175.

Lewis, D.A., e Barrionuevo, G. (2002). Modulação dopaminérgica da função neuronal no córtex pré-frontal do macaco. *PhysiolBehav 77: 537-543.*

Lopes da Silva, F.H., Witter, M.P., Boeijinga, P.H., e Lohman, H.M. (1990). Comparação de fármacos com diferentes selectividades para os receptores alfa1 e alfa2-adrenoceptores centrais em modelos animais de epilepsia. *Epilepsy Res* **1**:165-172.

Loscher, W. e Schmidt, D. (1988). Que modelos animais devem ser utilizados na procura de novos fármacos antiepilépticos? Uma proposta baseada em considerações experimentais e clínicas. *Epilepsy Res.,* **2**: 145-181.

Lothman, E.W., Bertram, E.H., e Stringer, J.L. (1991). Anatomia funcional das convulsões do hipocampo. *Prog. Neurobiol.,* **37**: 1-82.

Malow, B.A. (2005). Sono e epilepsia. *Neurologic Clinics* **23** (4): 1127-47. doi:10.1016/j.ncl.2005.07.002. PMID 16243619.

Maricq, A.V., Peterson, A.S., Brake, A.J., Myers, R.M., e Julius, D. (1991). Estrutura primária e expressão funcional do recetor 5HT3, um canal iónico controlado pela serotonina. *Science,* **254**: 432-437.

Marti-Renom, M.A., Stuart, A.C., Fiser, A., Sanchez , R., Melo, F., e Sali, A. (2000). Modelação comparativa da estrutura proteica de genes e genomas. *Revista Biophys Biomol Struct* **29**: 291-25.doi:10.1146/annurev.biophys.

McCormick, D.A., e Pape, H.C. (1990) Propriedades de uma corrente catiónica activada por hiperpolarização e o seu papel na oscilação rítmica em neurónios de retransmissão talâmicos. *J Physiol* **431**:291-318

McCormick, D.A., e Contreras, D. (2001). *On the cellular and network bases of epileptic seizures (Sobre as bases celulares e de rede das crises epilépticas). Annu Rev Physiol 63: 815-46.*

McCormick, D.A., Wang, Z., e Huguenard, J. (1993). *Controlo neurotransmissor da atividade neuronal neocortical e da excitabilidade. Cereb Cortex 3: 387-398.*

McDonald, W., Neil, Q., e Hendrickson, A. (1991). Uma superfamília estrutural de factores de crescimento que contém um motivo de nó de cistina. *Cell,* Vol. **73(3)**: 421-424.

McGeer, P.L., Eccles, J.C., e McGeer, E.G. (1987). Neurónios excitatórios putativos: Glutamato e aspartato. *Em, Molecular Neurobiology of the Mammalian Brain,* McGeer PL, Eccles JC e McGeer EG (Eds.). New York: Plenum Press, 175-196.

Meltzer, C.C., Smith, G., DeKosky, S.T., Pollock, B.G., Mathis, C.A., Moore, R.Y., Kupfer, D.J., e Reynolds, C.F. (1998). Serotonin in Aging, Late-Life Depression, andAlzheimer's Disease:

The Emerging Role of Functional Imaging. *europsychopharmacology*, **18**: 407-430.

Millan, M.J. (2005). Os receptores 5 -HT2C como alvo para o tratamento de estados depressivos e ansiosos: foco em novas estratégias terapêuticas. *Therapie,* **60**: 441-460.

Millan, M.J. (2006). Estratégias multi-alvo para melhorar o tratamento de estados depressivos: fundamentos conceptuais e substratos neuronais, descoberta de medicamentos e aplicação terapêutica. *Pharmacol. Ther.,* **110**: 135-370.

Mishra, P.K., Burger, R.L., Bettendorf, A.F., Browning, R.A., Jobe, P.C. (1994). Papel da norepinefrina nas convulsões do cérebro anterior e do tronco cerebral: lesão química do locus ceruleus com DSP4. *Exp Neurol* **125**:58-64.

Morita, T., Tanimura, A., Nezu, A., Kurosaki, T., e Tojyo, Y. (2004). Análise funcional do recetor tipo 3 de inositol 1,4,5-trisfosfato marcado com proteína fluorescente verde na libertação e entrada de Ca2+ em linfócitos B DT40. *Biochem.J.,* 382: 793-801.

Murphy, S.N., e Miller, R.J. (1988). Um recetor de glutamato regula a mobilização de Ca2+ nos neurónios do hipocampo. *Proc. Natl. Acad. Sci. USA,* **85**: 8737-8741.

Mylecharane, E.J., Richardson, B.P., e Saxena, P.R. (1986). Propostas para a classificação e nomenclatura dos receptores funcionais da 5-hidroxitriptamina. *Neuropharmacology*, **25**: 563-576.

Nagao, T., Alonso, A., Avoli, M. (1996). Atividade epileptiforme induzida pela pilocarpina em fatias combinadas do córtex hipocampo-entorrinal do rato. *Neuroscience,* 72: 399-408. Neuroscience **23**, 953-968.

Nicholls, D., e Attwell, D. (1990). The release and uptake of excitatory amino acids. *Trends Pharmacol. Sci.,* **11**: 462-468.

Niswender, C.M., Copeland, S.C., Herrick-Davis, K., Emerson, R.B., Saunders-Bush, E. O'Dell , L.E., Kreifeldt, M.J., George, F.R., e Ritz, M.C. (2000). O papel dos receptores de serotonina (2) na mediação de convulsões induzidas por cocaína. *Pharmacol. Biochem. Behav.,* **65**: 677-681.

Olney, J.W., Rhee, V., e Ho, O.L. (1974). Ácido caínico: um poderoso análogo neurotóxico do glutamato. *Brain Res* **77**:507-512.

Oomman, K., Varghese, K., e Craig, A. G. (1997). Matrizes de nanotubos de TiO2 altamente ordenadas até 220 pm de comprimento: utilização na fotoelectrólise da água e em células solares sensibilizadas por corantes. *Nanotechnology* 18 065707 doi:10.1088/0957-4484/18/6/065707

Ortells, M.O., e Lunt, G.G. (1995). Evolutionary history of the ligand-gated ion-channel superfamily of receptors. *Trends Neurosci,* **18**: 121-127.

Palacios, J., Waeber, C., Hoyer, D., e Mengod, G. (1990). Distribuição dos receptores de serotonina. *Ann. NY Acad. Sci.,* **600**: 36-52.

Patel, S., Roberts, J., Moorman, J., e Reavil,l C. (1995). Localização dos eceptores de serotonina-4 na via estriatonigral no cérebro de ratos. *Neuroscience,* **69**: 1159-1167

Pazos, A., Hoyer, D., e Palacios, J.M. (1984). A ligação de ligandos serotoninérgicos ao plexo coroide porcino, caraterização de um novo tipo de sítio de reconhecimento da serotonina. *Eur. J. Pharmacol,* **106**: 539-546.

Peroutka, S,J. (1994). Biologia molecular dos receptores de serotonina (5-HT). *Synapse,* 18: 241-260. ratos tratados com pilocarpina com frequências de convulsões progressivas. *Brain Res.,* **718**: 169-175.

Pin, J.P., e Duvoisin, R. (1995). Reveiw: Neurotransmitter receptors I. The Metabotropic glutamate receptors: structure and functions. *Neuropharmacology,* **34**: 1-26.

Pirot, S., Godbout, R., Mantz, J., Tassin, J.P., Glowinski, J., e Thierry, A.M. (1992). Efeitos inibitórios da estimulação da área tegmental ventral sobre a atividade dos neurónios corticais pré-frontais: evidência do envolvimento de componentes dopaminérgicos e GABAérgicos. *Neuroscience* **49**: 857-865.

Price, R.D., e Sanders-Bush, E. (2000). A edição de ARN do recetor 5-HT2C da serotonina humana atrasa a libertação de cálcio estimulada por agonistas. *Mol. Pharmacol,* **58**: 859- 862.

Pyroja, S., Binoy ,J,. e Paulose, C.S. (2007). Aumento da ligação do recetor 5-HT2c no tronco cerebral e no córtex cerebral durante a regeneração do fígado e a neoplasia hepática em ratos. *J. Neurol. Sci.,* **254**: 3-8.

Quet, A., Haldre, S., e Magi, M. (2008). Prevalência da epilepsia em adultos na Estónia. Epilepsy Research. **52**: 233-242.

Reep, R.L., Corwin, J.V., Hashimoto, A., e Watson, R.T. (1987). Conexões eferentes da porção rostral do córtex agranular medial em ratos. *Brain Res. Bull,* **19**: 203-221.

Richter-Levin, G., e Segal, M. (1990). Efeitos dos libertadores de serotonina sobre a excitabilidade das células granulares dentadas no rato. *Exp. Brain Res.,* **82**: 199-207.

Saltzman, A.G., Morse. B/, Whitman, M.M., Ivanshchenko, Y,. Jaye, M., Felder, S. (1991). Clonagem dos subtipos de receptores humanos de serotonina 5-HT2 e 5-HT1C. *Biochem. Biophys. Res. Comm.,* **181**: 1469-1478.

Sander-Bush, E., Fentress, H., e Hazelwood, L. (2003). Receptores 5-HT2 da serotonina, diversidade molecular e genómica. *Mol. Interv.,* **3**: 319-330.

Saudou, F., e Hen, R. (1994). Subtipos de receptores de 5-hidroxitriptamina em vertebrados e invertebrados. *Neurochem. Int.,* **25**: 503-532.

Sayle, R.A., Milner-White, E. J. (1995). RASMOL: gráficos biomoleculares para todos. *Tendências*
Biochem Sci, **20**(9):374.

Seamans, J.K., Gorelova, N., Durstewitz, D., e Yang, C.R. (2001) Bidirectional dopamine modulation of GABAergic inhibition in prefrontal cortical pyramidal neurons. *J Neurosci* **21***: 3628-3638.*

Sevic, V., Stefanovic, V., Ardaillou, N., e Ardaillou, R. (1988). Indução de ecto-5'-nucleotidase de células mesangiais cultivadas de rato por interleucina-1 beta e fator de necrose tumoral alfa. *Immunology.* **70**(3): 321-326.

Shankar, K., Gopal, K., Haripriya, M., Prakasam, E., Sorachon, Y., Maggie, P., Shen, Y., Specht, S.M., De Saint Ghislain, I., e Li, R. (1994). The hippocampus: a biological model for studying learning and memory (O hipocampo: um modelo biológico para estudar a aprendizagem e a memória). *Prog. Neurobiol*, **44**: 485-496.

Simon, D. A., Greenberg, M.J., e Aminoff, R.P. (2012). *Neurologia clínica* (8ª ed. ed.). New York: McGraw-Hill Medical. ISBN 978-0-07-175905-2.

Sloviter, R.S., Dean ,E., Sollas, A.L, e Goodman, J.H. (1996). Apoptose e necrose induzidas em diferentes populações de neurónios do hipocampo por estimulação repetitiva da via perfurante no rato. *J. Comp. Neurol*, **366**: 516-533.

Sloviter, R.S/ (1987) Diminuição da inibição do hipocampo e perda selectiva de interneurónios na epilepsia experimental. *Science*. **235**:73-76.

Sloviter,R.S., Sollas, A.L., Barbaro, N.M., e Laxer, K.D. (1991). Proteína de ligação ao cálcio (calbindina-D28K) e imunocitoquímica da parvalbumina no hipocampo humano normal e epilético. *J. Comp. Neuro.* Vol. **308(3)**: 381-396.

Starr, M.S. (1996). O papel da dopamina na epilepsia. *Synapse* **22**: 159-194.

Statnick, M.A., Dailey, J.W., Jobe, P.C., e Browning, R.A. (1996). Anomalias na concentração de serotonina no cérebro, captação de alta afinidade e atividade da triptofano hidroxilase em ratos geneticamente propensos a epilepsia com crises graves. *Epilepsia,* **37**: 311- 321.

Steven, C., e Schachter, A., (2008). Aspectos comportamentais da epilepsia: princípios e prática ([Online-Ausg.]. ed.). New York: Demos. p. 125. ISBN 978-1-933864-04-4.

Sullivan, H.C., e Osorio, I. (1991) Agravamento da epilepsia induzida pela penicilina em ratos com lesão do locus ceruleus. *Epilepsia* **32**:591-596.

Suvarna, N.U., e O'Donnell, J.M. (2002). Hydrolysis of N-methyl-D-aspartate receptorstimulated cAMP and cGMP by PDE4 and PDE2 phosphodiesterases in primary neuronal cultures of rat cerebral cortex and hippocampus. *J.Pharmacol.Exp.Ther.*, 302: 249-256

Tanaka, J., Ryoichi, I., Watanabe, M., Tanaka, K., e Inoue, Y. (1997). Localização extra-juncional do transportador de glutamato EAAT4 nas sinapses excitatórias das células de Purkinje. *Neuroreport*, **8**: 2461-2464.

Tanaka, K., Watase, K., Manabe, T., Yamada, K., Watanabe, M., Takahashi, K., Iwama, H., Nishikawa, T., Ichihara, N., Hori, S., Takimoto, M., e Wada, K. (1997). Epilepsia e exacerbação de lesões cerebrais em ratinhos sem o transportador de glutamato GLT1. *Science*, **276**: 16991702.

Tateishi, Y., Hattori, M.,. Nakayama, T., Iwai, M., Bannai, H., Nakamura, T., Michikawa, T., Inoue, T., e Mikoshiba, K. (2005). A formação de clusters do recetor de inositol 1, 4, 5- trisfosfato requer a sua transição para o estado aberto. *J. Biol. Chem.,* **280**: 6816-6822.

Taylor, C.W., Genazzani, A.A., e Morris, S.A. (1999). Expression of inositol trisphosphate Tecott, L.H., Sun, L.M., Akana, S.F., Strack, A.M., Lowenstein, D.H., Dallman, M.F., Julius, D. temporal lobe epilepsy. *Neuroscience Lett.*, **258**: 73-76.

Tetz, L.M., Rezk, P.E., Ratcliffe, R.H., Gordon, R.K., Steele, K.E., e Nambiar, M.P. (2006).

Desenvolvimento de um modelo de convulsão/status epilepticus com pilocarpina em ratos que imita a exposição a agentes nervosos de guerra química. *Toxicol Ind Health* **22**:255-266.

Thierry AM, Mantz J, Glowinski J. *(1992).* Influência das aferências dopaminérgicas e noradrenérgicas nas suas células-alvo no córtex pré-frontal medial do rato. *Adv Neurol* **57**: *545 554*

Tinuper, P., Provini, F., Bisulli, F., Vignatelli, L., Plazzi, G., Vetrugno, R., Montagna, P., Lugaresi, E. (2007). Distúrbios do movimento durante o sono: orientações para diferenciar fenómenos motores epilépticos e não epilépticos decorrentes do sono. *Revisões de medicina do sono* **11** (4): 255-67. doi:10.1016/j.smrv.2007.01.001. PMID 17379548

Tojyo, Y., Morita, T., Nezu, A., e Tanimura, A. (2008). O agrupamento de receptores de inositol 1,4,5- trisfosfato (IP(3)) é desencadeado pela ligação de IP(3) e facilitado pela depleção do armazenamento de Ca(2+). *J.Pharmacol.Sci.,* **107**: 138-150.

Tomohiro, T., Babb, S.M., e Cohen, B.M. (1992). Distribuição de drogas entre o sangue e o cérebro como um determinante dos efeitos de drogas antipsicóticas. *Cell.* **32(9)**: 817-824.

Trott, O., Olson, J.A. ()2010). AutoDock Vina: melhorando a velocidade e a precisão da ancoragem com uma nova função de pontuação, otimização eficiente e multithreading, *Journal of Computational Chemistry* **31** : 455-461.

Tseng, K.Y., e O'Donnell, P. (2004). As interacções dopamina-glutamato que controlam a excitabilidade das células piramidais corticais pré-frontais envolvem múltiplos mecanismos de sinalização. *JNeurosci* **24**: *5131-5139.*

Turski, W.A., Cavalheiro, E.A., Schwarz, M., Czuczwar, S.J., Kleinrok, Z., Turski, L., (1983). Convulsões límbicas produzidas pela pilocarpina em ratos - estudo comportamental, eletroencefalográfico e neuropatológico. Behav. Brain Res. **9**, 315-335.

Urban, N.N., Gonzalez-Burgos, G., Henze, D.A., Lewis, D.A., Barrionuevo, G. (2002). Redução selectiva pela dopamina das entradas sinápticas excitatórias para os neurónios piramidais no córtex pré-frontal dos primatas. *J Physiol (Lond)* **593**:707-712.

Vinters HV, De Rosa MJ, Farrell MA. (1993). Estudo neuropatológico do tecido cerebral ressecado de pacientes com espasmos infantis. Epilepsia. **34**:772-779.

Wada, Y., Shiraishi, J., Nakamura, M., e Koshino, Y. (1997). Efeitos do agonista do receptor 5-HT3 1-(m-clorofenil)-biguanida no modelo de epilepsia do rato kindling. *Brain Res.,* **759**: 313-316.

Walker, M. (2007). Neuroprotecção na epilepsia. *Epilepsia*, **8**: 66-68.

Williams, G.V., e Goldman-Rakic, P.S. (1995). Modulação dos campos de memória pelos receptores de dopamina D1 no córtex pré-frontal. *Nature* **376**: *572-575.*
Winkler, J., Suhr, S.T., Gage, F.H., Thal, L.J., e Fisher, L.J. (1995). Papel essencial da acetilcolina neocortical na memória espacial. *Nature,* **375**: 484-487.

Wisden, W., Parker, E.M., Mahle, K.D.A.G., Nowak, H.P., Yocca, F., Seeburg, P., Voigt, M.M. (1993). Clonagem e caraterização do receptor 5-HT5B do rato. Evidência de que o receptor 5-HT5B se liga a uma proteína G nas membranas celulares de mamíferos. *FEBS Let.,* 133: 25-31 no córtex cerebral do macaco. *Cérebro,* **93**: 793-820.

Wood, P.L., Rao, T.S., Iyengar, S., Lanthorn, T., Monahan, J., Cordi, A., Sun, E., Vazquez , M., sGray, N., e Contreras, P. (1990). A review of the in vitro and in vivo neurochemical characterization of the NMDA/PCP/glycine/ion channel recetor macrocomplex. *Neurochem. Res.,* **15**: 217-230.

Wyneken, U., Marengo, J.J., Villanueva, S., Soto, D, Sandoval, R., Gundelfinger, E.D., e Orrego, F. (2003). Epilepsy-induced changes in signalling systems of human and rat postsynaptic densities. *Epilepsia,* **44**: 243-246.

Xue, LY; Ritaccio, AL (março de 2006). Convulsões reflexas e epilepsia reflexa. *Revista americana de tecnologia de electroneurodiagnóstico* **46** (1): 39-48. PMID 16605171

Yan, Q.S., e Yan, S.E. (2001). A ativação dos receptores 5-HT(1B/1D) no sistema dopaminérgico mesolímbico aumenta a libertação de dopamina do núcleo accumbens: A icrodialysis study. *Eur. J. Pharmacol,* **481**: 05-64.

Yan, Q.S., Dailey, J.W., Steenbergen, J.L., e Jobe, P.C. (1998). Efeito anticonvulsivo do aumento da transmissão noradrenérgica no colículo superior em ratos com tendência para a epilepsia genética (GEPRs): um estudo de microinjecção. *Brain Res.,* **780**: 199-209.

Yan, Q.S., Jobe, P.C., e Dailey, J.W. (1995). Mais provas do papel anticonvulsivo da 5-hidroxitriptamina em ratos geneticamente propensos à epilepsia. *Br. J. Pharmacol,* **115**: 1314-1318.

Yeh, G.C., Bonhaus, D.W., Nadler, J.V., McNamara, J.O. (1989). Plasticidade do recetor de N-metil-D-aspartato no kindling: alterações quantitativas e qualitativas no complexo recetor-canal de N-metil-D-aspartato. *Proc. Natl. Acad. Sci.,* **86**: 8157- 8160.

Yu, L. , Nguyen, H., Le, H., Bloem, L.J., Kozak, .CA., Hoffman, B.J., Snutch, T.P., Lester, H.A., Davidson, N., e Luebbert, H. (1991). O recetor 5-HT1C do rato contém oito domínios hidrofóbicos e é ligado ao X. *Mol. Brain Res.,* **11**: 143-149.

Zifa, E., e Fillion, G. (1992). Receptores de 5-hidroxitriptamina. *Pharmacol. Rev.,* **44**: 401- 458.

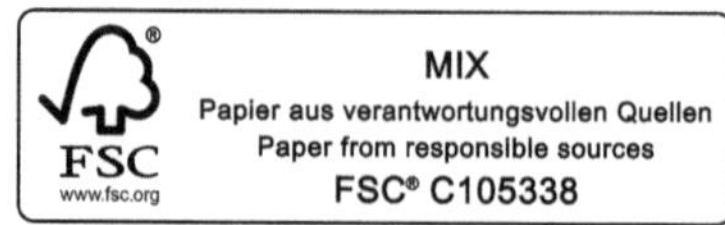